Bibliografische Information der Deutschen Nationalbibliothek:

Die Deutsche Bibliothek verzeichnet diese Publikation in der Deutschen Nationalbibliografie; detaillierte bibliografische Daten sind im Internet über http://dnb.d-nb.de/ abrufbar.

Impressum:

Druck und Bindung: Books on Demand GmbH, Norderstedt Germany
ISBN: 9783668639959

Dieses Buch bei GRIN:

https://www.grin.com/document/413186

Alexander Stein

Der Kaiserschnitt. Ökonomische Anreize für die Leistungserbringung in deutschen Kliniken

GRIN Verlag

RHEINISCHE FACHHOCHSCHULE KÖLN
University of Applied Sciences

Fachbereich: Medizinökonomie & Gesundheit
Studiengang: Medizinökonomie (B.Sc.)

Bachelor Thesis

Analyse der ökonomischen Anreize für die Leistungserbringung in den deutschen Kliniken am Beispiel der Sectio caesarea

Vorgelegt von:Alexander Stein

Wintersemester 2017/18

Inhaltsverzeichnis

1 Einleitung

Der Kaiserschnitt (kurz: Sectio) wurde und wird auch heute noch als Segen des medizinischen Fortschritts angesehen, mit dem der Legende nach auch schon der römische Kaiser Julias Cäsar entbunden wurde und dessen Namensgeber er ist (Sectio caesarea).

Nicht nur im Industrieland Deutschland, sondern vor allem in Entwicklungs- und Schwellenländern mit teilweise prekärer medizinischer Versorgung, ist der Kaiserschnitt zu einer unverzichtbaren lebensrettenden Maßnahme für Kind und Mutter geworden. Noch zu Beginn des 20. Jahrhunderts waren bei der Geburt hohe Morbiditätsraten zu verzeichnen, die mithilfe der Sectio caesarea stetig zurückgingen.

In medizinischen Fachkreisen werden die kurz-, mittel- und langfristigen Auswirkungen eines Kaiserschnitts intensiv diskutiert. Im Rahmen dieser Diskussion werden neben den medizinischen Auswirkungen für Kind und Mutter zunehmend auch die volkswirtschaftlichen Folgen für das Gesundheitssystem untersucht.

Bislang sind die Gründe für den seit Jahren anhaltenden Anstieg der Sectioraten innerhalb Deutschlands nur unzureichend und mit teilweise unterschiedlichen Herangehensweisen untersucht worden. Neben medizinischen, sozialen und demografischen Gründen werden zunehmend auch ökonomische Anreize zur Durchführung einer Sectio caesarea diskutiert. Unter anderem schafft das Vergütungssystem der Kliniken mit seinen diagnosebezogenen Fallgruppen – den sogenannten Diagnosis Related Groups (DRG) – eben diese ökonomischen Anreize. Somit ist also spätestens seit der Einführung der diagnosebezogenen Fallgruppen und seiner verpflichtenden Nutzung ab dem Jahr 2004, die jahrelange schleichende Ökonomisierung der Medizin auch in Deutschland endgültig angekommen. Mit der Umstellung von Tagessätzen auf das sogenannte DRG-System hat die wirtschaftliche Orientierung der Krankenhäuser schließlich erneut zugenommen.

Wegen der betriebswirtschaftlichen Herausforderungen und des enormen Kostendrucks der deutschen Kliniken werden häufig Instrumente eingesetzt, die unter wirtschaftlichen und medizinischen Aspekten sinnvoll sind. Allerdings werden dabei auch Instrumente eingesetzt, die unter eben diesen Aspekten fragwürdig erscheinen. Die Leistungserbringer stehen somit in einem dauerhaften Loyalitätskonflikt, bei dem einerseits die wirtschaftlichen Interessen des Arbeitsgebers bzw. des Krankenhauses befriedigt werden sollen, andererseits aber auch die optimale Behandlung des Patienten angestrebt werden soll. In der öffentlichen Diskussion steht deshalb immer wieder die Frage im Raum, ob manche Operationen medizinisch überhaupt notwendig sind oder ob die Leistungserbringer nicht primär wirtschaftliche Interessen verfolgen. Die ökonomischen Anreize werden dabei jedoch nicht unbedingt von den Kliniken selbst geschaffen, sondern viel mehr durch das DRG-System begünstigt. Im Jahr 2016 behandelten die deutschen Kliniken 19,5 Millionen Patienten und verursachten hierbei Kosten in Höhe von 101,7 Milliarden Euro. Die durchschnittliche Bettenauslastung betrug dabei jedoch nur 77,9 Prozent. Unrentable Kliniken müssen in der Folge schließen. Aus diesem Grund ist es nicht verwunderlich, dass seit der Einführung der DRGs im Jahr 2003 über 11 Prozent der Krankenhäuser ihren Betrieb einstellen mussten.[1]

[1] Vgl. Statistisches Bundesamt: Anzahl der Krankenhäuser, 2017, www.statista.de.

1.1 Problemstellung, Zielsetzung, Forschungsfrage

Am Beispiel der Sectio caesarea werden die ökonomischen Anreize für die Leistungserbringung in den deutschen Kliniken besonders deutlich. Bereits im Jahr 2016 wurde in Deutschland fast jedes dritte Kind per Kaiserschnitt entbunden – in der Türkei sogar jedes zweite.[2] Dabei ist besonders hervorzuheben, dass lediglich nur jeder zehnte Kaiserschnitt medizinisch überhaupt notwendig ist.[3] Innerhalb Deutschlands ist zudem auffällig, dass es große regionale Unterschiede hinsichtlich der Sectioraten gibt. Im Eifelkreis Bitburg-Prüm werden beispielsweise mehr als doppelt so häufig Kaiserschnitte durchgeführt als in der Hansestadt Rostock.[4]

Ziel dieser Arbeit ist es, die einzelnen Aspekte und besonders die ökonomischen Anreize, die bei der Entscheidungsfindung der Leistungserbringer zur Durchführung eines Kaiserschnitts eine Rolle spielen, aufzuzeigen und diese dabei kritisch zu examinieren. Es soll am Beispiel der Sectio caesarea aufgezeigt werden, welche Aspekte die Entscheidungsfindung zur Durchführung einer bestimmten Maßnahme beeinflussen und mit welcher Begründung diese in den deutschen Kliniken durchgeführt werden.

Es wird dabei untersucht, inwiefern besonders ökonomische Anreize für die Leistungserbringung in den deutschen Kliniken bei der Entscheidung zur Durchführung eines Kaiserschnitts ausschlaggebend sind und inwiefern diese für die Entwicklung der Sectioraten verantwortlich sind.

1.2 Vorgehensweise

Als Grundlage und Impuls dieser Arbeit dienten die Grunddaten der Krankenhäuser des Statistischen Bundesamtes zwischen den Jahren 2004 und 2016. Aus diesen Daten werden jeweils die absoluten Zahlen zu Spontangeburten, Zangengeburten, Vakuumextraktionen und der Sectiones caesarea der einzelnen Jahre in einer Tabelle zusammengefasst. Anschließend werden diese absoluten Zahlen in Relation gesetzt, sodass schließlich die für die Arbeit relevanten prozentualen Anteile von Spontangeburten und Kaiserschnitten der einzelnen Jahre ermittelt werden können. Die Sectiorate ist dabei die Anzahl der durchgeführten Sectiones caesarea pro 100 Lebendgeburten. Da Zangen- und Vakuumgeburten an allen Entbindungen einen durchschnittlichen Anteil von circa sechs Prozent haben und die Entscheidung zur Durchführung dieser Geburtsmodi in der Regel während der Geburt getroffen wird, wurden diese im Kontext dieser Arbeit nicht berücksichtigt.

Mithilfe einer systematischen Literaturrecherche in nationalen und internationalen Datenbanken (u. a. PubMed und LIVIVO) zu ökonomischen Anreizen in Kliniken und Sectiones caesarea konnte eine umfangreiche Menge an Fachliteratur ermittelt und gesichtet werden. Die Selektion der Literatur erfolgte anhand vorab definierter Kriterien. Danach wurden die Publikationen hinsichtlich ihrer Validität bewertet und deskriptiv dargestellt. Zudem werden Pressemitteilungen, Auswertungen des Statistischen Bundesamtes und Leitlinien miteinbezogen.

Zu Beginn der Arbeit wird zunächst der medizinische Zustand der Gestation mit seinen für diese Arbeit relevanten Aspekten erklärt. Dabei wird der Verlauf der Gestation skizziert und schließlich die einzelnen Phasen der Geburt beschrieben. Auch auf die bei der Entbindung gewählten Modi wird in diesem Zusammenhang eingegangen.

Als ein Element dieser Arbeit wird im darauffolgenden Kapitel der Ablauf der Sectio caesarea und die dafür notwendigen Indikationen beschrieben. Dabei gilt es zwischen

---

[2] Vgl. OECD: Health Statistics, 2017, www.data.oecd.org.

[3] Vgl. Huch A., Chaoui R., Huch R.: Sectio caesarea, S. 148.

[4] Vgl. Statistisches Bundesamt: Kaiserschnitt, 2017, www.wdr.de.

absoluter und relativer Indikation zu unterscheiden. Ebenfalls relevant ist die Unterscheidung zwischen primärer und sekundärer Sectio caesarea. Schließlich werden auch die ethischen Aspekte und die zu beachtenden rechtlichen Rahmenbedingungen genannt.

Darauf folgt eine Auseinandersetzung mit der Entwicklung der Sectioraten in den vergangenen dreizehn Jahren. Wesentlich ist dabei sowohl der medizinische Fortschritt als auch räumliche, demografische und sozioökonomische Unterschiede sowie Fragen der Aus- und Weiterbildung und haftungsrechtliche Aspekte.

Die Analyse der ökonomischen Anreize ist der wesentliche Gegenstand dieser Arbeit. Es ist diesbezüglich unter anderem von klinikorganisatorischen Gründen auszugehen, die den Ressourceneinsatz und deren optimale Allokation innerhalb des Klinikbetriebes zur Grundlage haben. Dazu zählen neben den Hauptfachabteilungen ebenso die Belegfachabteilungen und die Belegärzte. In besonderem Maße spielen auch die Vergütungsanreize durch das DRG-Abrechnungssystem eine Rolle. Dabei werden zum Verständnis dieses Abrechnungssystems zunächst die Grundlagen vermittelt und anschließend auf die Vereinheitlichung, die Rechengrößen und die Berechnung innerhalb dieses Systems eingegangen. Zum besseren Verständnis dieses komplexen Abrechnungssystems wird zudem eine Beispielrechnung angeführt. Es folgt die Analyse der betriebswirtschaftlichen Aspekte der Kliniken und abschließend die volkswirtschaftlichen Aspekte der Sectio caesarea.

Im darauffolgenden Kapitel wird die Entwicklung der Sectioraten, die Gründe und die Anreize zur Durchführung von Sectiones caesarea in einen internationalen Zusammenhang gestellt. Dabei wird auch ein Bezug zu anderen Ländern hergestellt und ein Vergleich mit Deutschland sondiert.

Am Ende dieser Arbeit werden die gewonnenen Erkenntnisse diskutiert und kritisch hinterfragt, um schließlich im Fazit die in der Einleitung gestellte Frage zu beantworten, inwiefern ökonomische Anreize für die Leistungserbringung in den deutschen Kliniken bei der Entscheidung zur Durchführung eines Kaiserschnitts ausschlaggebend sind und inwiefern diese für die Entwicklung der Sectioraten verantwortlich sind.

2 Gestation und Entbindung

Unter einer Gestation bzw. einer Schwangerschaft ist der Zeitraum zu verstehen, in dem eine befruchtete Eizelle im Uterus einer Frau zu einem Kind heranreift. Die normale Schwangerschaftsdauer beträgt 38 Wochen, wobei durch die Ungenauigkeit der Vorhersage des Befruchtungszeitpunkts die Breite der Standardabweichung variieren kann.

Bis zur achten Schwangerschaftswoche wird das heranreifende Kind als Embryo bezeichnet. Ab der neunten Schwangerschaftswoche wird dieses Kind bereits als Fötus bezeichnet.

Unter Wehentätigkeit kommt es nach durchschnittlich 266 Tagen zum Austreibungsvorgang des Fötus aus dem Uterus der Mutter. Tatsächlich fallen jedoch nur etwa vier Prozent der Entbindungen auf den Zeitpunkt des errechneten Geburtstermins.[5] Die Entbindung erfolgt durch einen Arzt[6] oder eine Hebamme – in der Regel in einem Kreißsaal im Krankenhaus, zu Hause oder in einem Geburtshaus.

Die Geburt beginnt mit der Eröffnungsphase, in der die Eröffnungswehen das Ziel der Verkürzung des Cervix uteri haben. Nach einer Übergangsphase kommt es schließlich zur Austreibungsphase des Kindes und letztendlich zur sogenannten Nachgeburtsphase. Bei Erstgebärenden beträgt die durchschnittliche Dauer der Niederkunft sechs bis acht Stunden – bei Mehrgebärenden hingegen durchschnittlich nur drei bis fünf Stunden.[7]

Beim sogenannten Entbindungsmodus wird zwischen der vaginalen Entbindung – also der Spontangeburt eines Einlings (ICD-10-GM-2017 O80) – der Geburt eines Einlings durch Zangen- oder Vakuumextraktion (ICD-10-GM-2017 O81) und der Geburt eines Einlings durch Schnittentbindung (Sectio caesarea, ICD-10-GM-2017 O82) unterschieden.[8]

2.1 Sectio caesarea

Die Sectio caesaera – auch Schnittentbindung oder Kaiserschnitt genannt – ist die weltweit am häufigsten an Frauen durchgeführte Operation, bei der die verschiedenen Schichten der Bauchdecke und des Uterus der Mutter chirurgisch durchtrennt werden und das Kind so durch die Öffnung des Abdomens entbunden werden kann.[9] Eine häufig verwendete Operationstechnik ist die nach Misgav-Ladach, bei der lediglich die Bauchdecke mit einem Skalpell geöffnet wird – das darunterliegende Unterhautfettgewebe, die Bauchmuskulatur, das Bauchfell und der Uterus werden anschließend mit den Fingern des Operateurs gedehnt und aufgerissen. Im Gegensatz zu glatten Wundrändern heilt die Wunde bei diesen ausgefransten Wundrändern in der Regel schneller und ohne Komplikationen. Mithilfe dieser Technik verkürzt sich nicht nur die Dauer der

---

5 Vgl. Jukic et al.: Length of human pregnancy, 2013, S. 2848.

6 In dieser Arbeit ist bei Berufs-, Gruppen- oder Personenbezeichnungen stets auch die jeweils weibliche Form gemeint. Der Verfasser sieht daher bewusst von einer genderneutralen Ausdrucksweise ab.

7 Vgl. Martius J., Novotny A.: Lehrbuch für Pflegeberufe, 2006, S. 230.

8 Vgl. DIMDI: ICD-10-GM, 2017, www.dimdi.de.

9 Vgl. Antony K. et al.: Der primäre Kaiserschnitt, 2017, S. 7.

Operation, sondern auch die Verweildauer der Patientin im Krankenhaus. Postoperativ ist zudem der Einsatz von Antibiotika und Analgetika verringert.[10]

Hinsichtlich der Indikationen für eine Schnittentbindung ist zwischen absoluten und relativen Indikationen zu unterscheiden, die in einer Leitlinie aus dem Jahr 2010 von der Deutschen Gesellschaft für Gynäkologie und Geburtshilfe (DGGG) definiert sind.[11] Im Grunde kann bezüglich der Sectio caesaera noch einmal zwischen einer geplanten (primären oder elektiven) und einer ungeplanten (sekundären) Schnittentbindung unterschieden werden.

Bei der Indikationsqualität für die Sectio caesarea kommt dem Gemeinsamen Bundesausschuss (G-BA) eine besondere Bedeutung zu. Der G-BA setzt sich aus Vertretern des GKV-Spitzenverbandes, der Kassenärztlichen Bundesvereinigung (KBV), der Kassenzahnärztlichen Bundesvereinigung (KZBV), der Deutschen Krankenhausgesellschaft (DKG), der Patienten und aus unparteiischen Mitgliedern zusammen. Diese sind mit der Festlegung des Leistungskatalogs der gesetzlichen Krankenversicherung (GKV) und mit den Vorgaben zur Qualitätssicherung beauftragt. Dies ist insofern relevant, da aktuell 72,26 Millionen Menschen in Deutschland gesetzlich krankenversichert sind.[12] Der G-BA wird bei seiner Sicherstellung der Qualität im Gesundheitswesen von zwei unabhängigen wissenschaftlichen Institutionen unterstützt. Das Institut für Qualität und Wirtschaftlichkeit im Gesundheitswesen (IQWiG) bewertet vor allem Gesundheitstechnologien und das Institut für angewandte Qualitätsförderung und Forschung im Gesundheitswesen GmbH (AQUA-Institut) entwickelt Optimierungsprogramme zur Versorgungsqualität, was im vorliegenden Kontext eine besonders große Relevanz darstellt, da es durch die Entwicklung von Parametern für die Verhältnismäßigkeit ausgewählter Interventionen und somit für die sogenannte Indikationsqualität verantwortlich ist.

2.1.1 Absolute Indikation

Bei einer absoluten Indikation ist eine Schnittentbindung aus medizinischen Gründen unumgänglich, da eine unmittelbare Lebensgefahr für das Kind und / oder die Mutter besteht. Diese unmittelbare Gefahr kann beispielsweise von einer Querlage des Kindes, von einem Missverhältnis zwischen dem Kopf des Kindes und dem Becken der Mutter, von einer fetalen Azidose[13] oder von einem Nabelschnurvorfall ausgehen. Auch durch eine diagnostizierte Eklampsie[14], durch eine Uterusruptur oder durch die Verlegung der Plazenta (partielle oder totale Placenta praevia) kann eine Schnittentbindung medizinisch absolut notwendig werden.[15]

Aufgrund einer absoluten Indikation werden in Deutschland lediglich zehn Prozent der Schnittentbindungen durchgeführt.[16]

---

[10] Vgl. Holmgren G., Sjöholm L., Stark M.: The Misgav Ladach method, 1999, S. 615.

[11] Vgl. DGGG: Absolute und relative Indikationen zur Sectio caesarea, 2010, S. 1.

[12] Vgl. BMG, PKV: Anzahl der Mitglieder und Versicherten, 2017, www.statista.de.

[13] Sauerstoffunterversorgung des Fötus vor oder während der Entbindung.

[14] Epileptische Krampfanfälle während der Gestation.

[15] Vgl. DGGG: Absolute und relative Indikationen zur Sectio caesarea, 2010, S. 3.

[16] Vgl. Huch A., Chaoui R., Huch R.: Sectio caesarea, S. 148.

2.1.2 Relative Indikation

Neunzig Prozent der Schnittentbindungen gehen auf eine relative („weiche") Indikation zurück.[17] Dabei werden die medizinischen Risiken der Entbindung sowohl für die Mutter als auch für das Kind abgewogen. Diese relativen Indikationen können beispielsweise durch eine fetale Makrosomie (also ein errechnetes Gewicht des Kindes über 4.500 g), durch eine Beckenendlage, durch eine pathologische Kardiotokographie[18] oder durch mütterliche Erschöpfung gegeben sein.

Neben medizinischen Gründen zählen zu den relativen Indikationen bei der Entscheidung für eine Sectio caesarea auch beispielsweise der psychische Zustand der Mutter und klinikorganisatorische Aspekte.[19] Die kontrovers diskutierte elektive Sectio (Wunschkaiserschnitt) liegt laut DGGG vor, wenn aus familiären oder beruflichen Terminen der Zeitpunkt der Entbindung im Voraus bestimmt wird.[20] Der Anteil der elektiven Sectiones caesarea beträgt in Deutschland zwischen zwei und drei Prozent. Besondere Angstzustände der Mutter, beispielsweise Furcht vor Geburtsschmerzen oder vor eigenen organischen Schäden (Inkontinenz, Senkung des Beckenbodens), sind ebenfalls zu den relativen Indikationen zu zählen.

2.1.3 Primäre und sekundäre Sectio caesarea

Als primäre Sectio caesarea wird eine geplante Schnittentbindung vor Beginn der Geburt bezeichnet. Dabei liegt weder eine Wehentätigkeit noch ein Blasensprung vor. Er kann also durchgeführt werden, wenn absolute Indikationen, relative Indikationen oder auch gar keine medizinischen Gründe vorliegen.[21] Im Jahr 2016 betrug der Anteil der primären Sectiones caesarea 13,7 Prozent.[22]

Sekundäre Sectiones caesarea werden sowohl aufgrund mütterlicher oder kindlicher Indikationen als auch aufgrund von Notfallsituationen durchgeführt, selbst wenn zuvor eine vaginale Entbindung geplant war.[23] Im Jahr 2016 betrug der Anteil der sekundären Sectiones caesarea 16 Prozent.[24]

Die Stellung der Indikation zur primären oder sekundären Sectio caesarea hängt von vielen Faktoren ab. So sind beispielsweise vor allem bei Frauen mit einem Body-Mass-Index (BMI) unter 25 steigende Anteile bei der Schnittentbindung zu verzeichnen.[25] Der BMI wird errechnet, indem man das Körpergewicht (in Kilogramm) durch das Quadrat der Körpergröße (in Metern) teilt.

---

[17] Vgl. Huch A., Chaoui R., Huch R.: Sectio caesarea, S. 148.

[18] Messung der Herzfrequenz des Embryos bzw. Fötus sowie der Wehentätigkeit der Mutter.

[19] Vgl. DGGG: Absolute und relative Indikationen zur Sectio caesarea, 2010, S. 3.

[20] Vgl. Mylonas I., Friese K.: Indikationen, Vorzüge und Risiken einer elektiven Kaiserschnittoperation, 2015, S. 489.

[21] Vgl. Mylonas I., Friese K.: Indikationen, Vorzüge und Risiken einer elektiven Kaiserschnittoperation, 2015, S. 492.

[22] Vgl. Deutscher Bundestag: Entwicklung der Kaiserschnittrate in Deutschland, 2017, S. 6.

[23] Vgl. Mylonas I., Friese K.: Indikationen, Vorzüge und Risiken einer elektiven Kaiserschnittoperation, 2015, S. 492.

[24] Vgl. Deutscher Bundestag: Entwicklung der Kaiserschnittrate in Deutschland, 2017, S. 6.

[25] Vgl. Sydsjö G. et al.: Trends in caesarean section, 2010, S. 1.

2.1.4 Ethische Aspekte und rechtliche Rahmenbedingungen

Aufgrund des medizinischen Fortschritts und des damit einhergehenden geringeren Morbiditäts- und Letalitätsrisikos, wird sowohl von mütterlicher Seite als auch von Seiten der Leistungserbringer gegenwärtig immer häufiger eine Schnittentbindung als Alternative zur vaginalen Entbindung in Betracht gezogen.[26] Bei der Entscheidungsfindung hinsichtlich des Entbindungsmodus sind dabei nicht nur die Interessen der Mutter, sondern auch die Interessen des Kindes und die des Partners bzw. die anderer vertrauten Personen zu beachten.[27] Von größter Wichtigkeit ist daher die Aufklärung über das Nutzen-Risiko-Verhältnis von Schnittentbindung und vaginaler Entbindung.[28]

Generell ist eine Schnittentbindung mit absoluter und relativer Indikation ein Heileingriff zu Heilzwecken, sofern er lege artis[29] durchgeführt wird. Um die Rechtmäßigkeit einer Schnittentbindung mit einer relativen („weichen") Indikation zu gewährleisten, sind vom Leistungserbringer rechtliche Voraussetzungen zu prüfen. Zunächst müssen etwaige Kontraindikationen überprüft werden und zusätzlich eine umfassende Aufklärung mit einer wirksamen, gültigen Einwilligung der Patientin vorliegen.[30] Für die Leistungserbringung ist es zudem von Vorteil eine geplante Schnittentbindung durchzuführen, weil dabei ein geringeres Behandlungsfehlerrisiko besteht.

---

[26] Vgl. Damm R., Schulte in den Bäumen T.: Indikation und informed consent, 2005, S. 135.

[27] Vgl. Hainer F., Kowalcek I.: Wünsche von Schwangeren an den Geburtsmodus, 2011, S. 35.

[28] Vgl. Damm R., Schulte in den Bäumen T.: Indikation und informed consent, 2005, S. 135.

[29] Rechtsgrundsatz, wonach die Leistungspflicht des Leistungserbringers nach dem aktuellen Stand der Wissenschaft, der Rechtsnormen und der Technik zu erfüllen ist.

[30] Vgl. Markus N.: Die Zulässigkeit der Sectio auf Wunsch, 2006, S. 49.

3 Entwicklung der Sectioraten

Eine Datenanalyse der Grunddaten der Krankenhäuser, die seit der Einführung der diagnosebezogenen Fallgruppen (DRG) im Jahr 2004 jährlich vom Statistischen Bundesamt veröffentlicht werden, zeigt, dass der verhältnismäßige Anteil der Spontangeburten zwischen 2004 und 2016 tendenziell gesunken ist und der Anteil der Sectiones caesarea gleichzeitig tendenziell gestiegen ist.

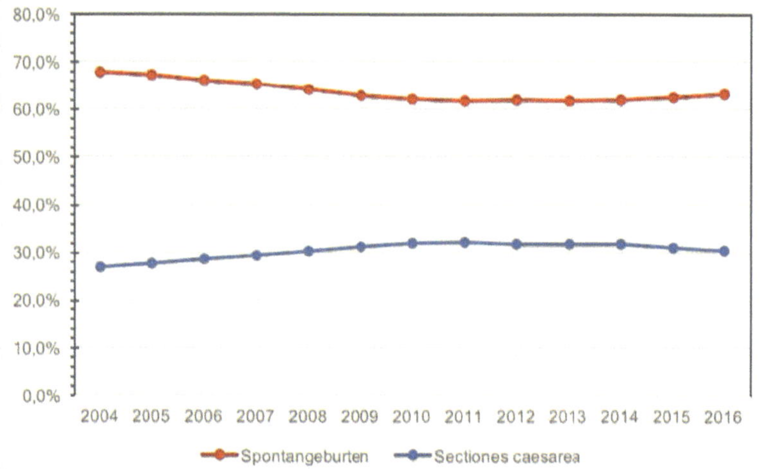

Abbildung 1: Entwicklung der Spontangeburten- und Sectioraten zwischen 2004 und 2016 (Quelle: Eigene Darstellung nach Statistisches Bundesamt: Grunddaten der Krankenhäuser 2004 – 2016)

Im Jahr 1991 betrug die Sectiorate noch 15 Prozent, wohingegen sie sich im Jahr 2016 mit 30,5 Prozent mehr als verdoppelt hat.[31] Die Grunddaten der Krankenhäuser zeigen, dass bis zum Jahr 2009 ein deutlicher Anstieg der Sectiorate zu verzeichnen war. Den Höhepunkt stellte das Jahr 2011 mit 31,9 Prozent dar. Ab dem Jahr 2012 ist eine Stagnation bzw. eine minimale Abnahme dieser Rate festzustellen (2012: 31,9 Prozent, sowohl 2013 als auch 2014 jeweils 31,8 Prozent und 2015: 31,1 Prozent).

Eine Datenanalyse des Instituts für Qualitätssicherung und Transparenz im Gesundheitswesen (IQTiG) zeigt eine bislang höhere Sectiorate als das Statistische Bundesamt. Im Jahr 2012 verzeichnete das IQTiG im Rahmen einer Qualitätssicherung des G-BA eine Sectiorate von 33 Prozent, in 2015 32,2 Prozent und im Jahr 2016 eine Rate von 32,0 Prozent.[32]

Bei der Analyse der Grunddaten der Krankenhäuser vom Statistischen Bundesamt ist zunächst anzumerken, dass diese Daten lediglich die Entbindungen in den deutschen Kliniken (1.951 Kliniken in 2016) beinhalten und folglich nur die Relationen zwischen Spontangeburten, Zangengeburten, Vakuumextraktionen und der Sectiones caesarea darstellbar sind. Auf dieser Grundlage können also beispielsweise Hausgeburten oder

[31] Vgl. Deutscher Bundestag: Entwicklung der Kaiserschnittrate in Deutschland, 2017, S. 1.

[32] Vgl. Deutscher Bundestag: Entwicklung der Kaiserschnittrate in Deutschland, 2017, S. 2.

Entbindungen in Geburtshäusern nicht dargestellt werden. Da Sectiones caesarea jedoch in der Regel ausschließlich in Kliniken durchgeführt werden, sind hinsichtlich der Sectioraten, die in ihrer Berechnung in Relation zur gesamten Geburtenanzahl gesetzt wurden, nur relativ geringe Abweichungen zu verzeichnen. Für diese Arbeit ist die Grundlage aller Untersuchungen die Datenanalyse des Statistischen Bundesamtes, die auf den Grunddaten der Krankenhäuser beruht.

Tabelle 1: Durchgeführte Sectiones caesarea und daraus resultierende Sectioraten im Krankenhaus (KH) und in ganz Deutschland (gesamt) zwischen 2004 und 2016 (Quelle: eigene Darstellung auf Grundlage des Statistischen Bundesamtes)

Jahr	Sectiones caesarea	Entbindungen (KH)	Sectiorate (KH)	Entbindungen (gesamt)	Sectiorate (gesamt)	Differenz
2016	232.479	761.777	30,5 %	792.000	29,4 %	30.223
2015	222.919	716.539	31,1 %	737.575	30,2 %	21.036
2014	220.540	692.794	31,8 %	714.927	30,8 %	22.133
2013	210.570	661.138	31,8 %	682.069	30,9 %	20.931
2012	208.254	653.215	31,9 %	673.544	30,9 %	20.329
2011	206.791	642.197	32,2 %	662.685	31,2 %	20.488
2010	209.441	656.390	31,9 %	677.947	30,9 %	21.557
2009	201.480	644.274	31,3 %	665.126	30,3 %	20.852
2008	200.452	662.783	30,2 %	682.514	29,4 %	19.731
2007	194.526	664.454	29,3 %	684.862	28,4 %	20.408
2006	186.889	652.642	28,6 %	672.724	27,8 %	20.082
2005	183.346	664.597	27,6 %	685.795	26,7 %	21.198
2004	183.122	682.767	26,8 %	705.622	26,0 %	22.855

Trotz der Datenanalysen, zahlreicher Studien und kontrovers diskutierten Fachbeiträgen in den entsprechenden Fachkreisen sind zum Teil lediglich Hypothesen zu den Ursachen, Gründen und Hintergründen für die Entwicklung und besonders für die tendenzielle Erhöhung der Sectiorate in den letzten Jahren aufzustellen.[33] Zu der Entwicklung der Sectioraten tragen viele Umstände bei, die im Folgenden kurz erläutert werden und so eine Einordnung in den Kontext der Analyse ermöglichen.

[33] Vgl. Kolip P., Nolting H.-D., Zich K.: Kaiserschnittgeburten, 2012, S. 88.

3.1 Medizinscher Fortschritt

Ein wesentlicher Faktor für die Erhöhung der Sectiorate in den letzten Jahren stellt der medizinische Fortschritt dar. Besonders aufgrund von Neuentwicklungen medizintechnischer Methoden in den 1960er Jahren und auch aufgrund von immer sicherer werdenden Verfahren bei Operationen bzw. Narkosen, bei Bluttransfusionen und der Prophylaxe von Infektionen sowie Thrombosen bei der Geburt, konnte ein Wandel von der ursprünglichen Geburtshilfe zur heutigen Geburtsmedizin stattfinden.[34] Dies begünstigte vor allem eine Senkung der Säuglings- und Müttersterblichkeit. Dahingehend besteht demzufolge eine zumindest statistische Korrelation zwischen der Verringerung der Säuglings- bzw. Müttersterblichkeit und dem Anstieg der Sectiorate. Laut des Statistischen Bundesamtes hat sich die Säuglingssterblichkeit zwischen den Jahren 1995 und 2015 von 5,3 auf 3,3 Säuglingssterbefälle pro 1.000 Lebendgeborene verringert.[35] Die Sterblichkeit der Mütter hat sich im selben Zeitraum von 5,4 auf 3,3 pro 100.000 Lebendgeborene verringert.[36] Gleichwohl ist aus diesen Daten keine Kausalität zwischen Sterblichkeit und Sectiorate abzuleiten. Trotz des enormen medizinischen Fortschritts, gibt es in Deutschland keine Leitlinie zur Sectio caesarea auf Basis von aktuellen wissenschaftlichen Erkenntnissen. Die Arbeitsgemeinschaft der Wissenschaftlichen Medizinischen Fachgesellschaften e.V. (AWMF) hat Ende 2018 die Veröffentlichung einer S3-Leitlinie geplant, da auch die Fachgesellschaften erkannt haben, dass „[...] die meisten Kaiserschnittentbindungen ohne eindeutige medizinische Indikation durchgeführt [...] [werden]".[37]

3.2 Räumliche, demografische und sozioökonomische Unterschiede

Räumliche Faktoren spielen bei der Sectiorate vor allem bei der Betrachtung der einzelnen Bundesländer bzw. ihrer Landkreise eine Rolle. Dass nicht alle Schnittentbindungen medizinisch notwendig sind, ist aus der räumlichen Verteilung auf Ebene der Bundesländer abzuleiten: Im Jahr 2015 lag die Sectiorate in Sachsen deutlich unter dem Bundesdurchschnitt von 31,7 Prozent bei 24 Prozent, wohingegen im Saarland die Rate mit 38,5 Prozent deutlich darüber lag. Es zeigt sich hinsichtlich der Sectioraten also ein West-Ost-Gefälle, bei der die Raten im Westen Deutschlands höher als im Osten Deutschlands sind.[38] Noch deutlicher werden die regionalen Unterschiede auf Ebene der Kreise. So wurden beispielsweise in der Hansestadt Rostock im Jahr 2015 458 Schnittentbindungen auf 100.000 weibliche Einwohner durchgeführt. Im gleichen Jahr fanden im Landkreis Bitburg-Prüm 1.164 Schnittentbindungen auf 100.000 weibliche Einwohner statt.[39] Einzelne Landkreise Deutschlands zeigen hinsichtlich der Sectiorate eine Spannweite von 34 Prozentpunkten auf, wobei 17 Prozent der niedrigste und 51 Prozent der höchste Wert ist.[40]

---

[34] Vgl. Lutz U., Kolip P.: Die GEK-Kaiserschnittstudie, 2006, S. 18.

[35] Vgl. Statistisches Bundesamt: Säuglingssterbefälle, 2016, www.gbe-bund.de.

[36] Vgl. OECD: Maternal and infant mortality, 2017, www.stats.oecd.org.

[37] AWMF: Die Sectio caesarea, 2015, www.awmf.org.

[38] Vgl. Kolip P., Nolting H.-D., Zich K.: Kaiserschnittgeburten, 2012, S. 45.

[39] Vgl. WDR: Kaiserschnitte: Häufig ohne medizinische Notwendigkeit, 2017, www.wdr.de.

[40] Vgl. Kolip P., Nolting H.-D., Zich K.: Kaiserschnittgeburten, 2012, S. 7.

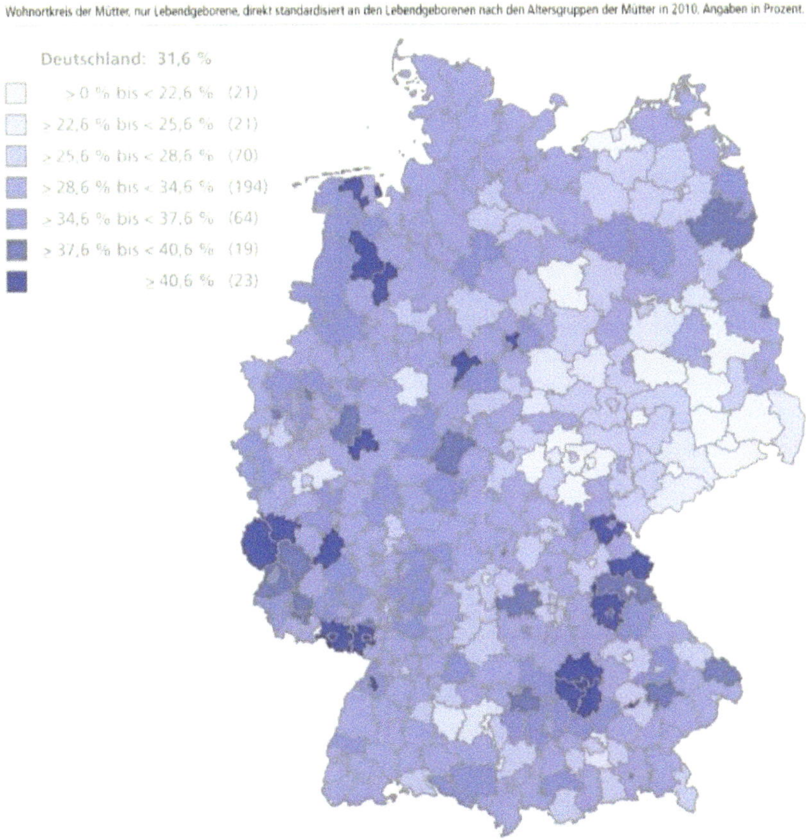

Abbildung 2: Standardisierte Sectiorate nach Kreisen im Jahr 2010 (Quelle: Kolip P., Nolting H.-D., Zich K.: Kaiserschnittgeburten, 2012, S. 47.)

Ein weiterer Grund für die Unterschiede in der Häufigkeit der Schnittentbindungen kann die bessere Infrastruktur bezüglich der medizinischen Versorgung und der Versorgungsdichte an Fachärzten sein. So kann beispielsweise die Folge einer höheren Versorgungs- bzw. Angebotsdichte der Grund für eine größere Inanspruchnahme sein. Dies zeigt eine ökonometrische Analyse von Lauer et al. aus dem Jahr 2010, bei der festgestellt wurde, dass sowohl eine Erhöhung der Anzahl der Krankenhäuser als auch eine Erhöhung der Anzahl der Krankenhausbetten zu einer signifikanten Steigerung der Sectiorate führt.[41]

Als eine weitere, häufig diskutierte Begründung bei der Entwicklung der Sectiorate wird die Veränderung der Altersstruktur der Mütter angeführt. So hat das durchschnittliche Alter der Mutter zum Zeitpunkt der ersten Geburt seit den 1960er Jahren kontinuierlich zugenommen. Laut Statistischem Bundesamt waren im Jahr 2012 nahezu 20 Prozent

[41] Vgl. Lauer J. A. et al.: Determinants of caesarean section rates in developed countries, 2010, S. 9.

der Mütter über 35 Jahre alt.[42] Dabei ist generell zu beachten, dass nicht direkt das Alter als ein Risikofaktor für Mutter und Kind bei einer Entbindung gilt, sondern das mit dem höheren Alter korrelierende Risiko für Hypertonie, Diabetes mellitus und angeborene Fehlbildungen der Kinder.[43] Grundsätzlich ist an dieser Stelle allgemein auch das veränderte Risikoprofil der Mutter bzw. des Kindes zu nennen, das zu einer Steigerung der Sectioraten führen kann. Zu diesem Risikoprofil können beispielsweise die Zunahme sonstiger mütterlicher Erkrankungen, die Zunahme von Mehrlingsschwangerschaften insbesondere auch als Folge der Zunahme von künstlichen Befruchtungen und die zunehmende Häufigkeit von Früh- bzw. Unreifgeborenen gehören. Die zunehmende Häufigkeit der Entscheidung für eine sogenannte primäre Re-Sectio anstelle einer geplanten Spontangeburt nach vorangehender Sectio caesarea zählt ebenfalls dazu.[44] Demnach ist eine vorherige Sectio caesarea die häufigste Indikation für eine erneute Sectio caesarea (Re-Sectio).[45]

Laut der Bundesärztekammer (BÄK) besteht zudem ein Zusammenhang zwischen dem Gesundheitszustand bzw. der Operationshäufigkeit und dem sozioökonomischen Status.[46] Merkmale eines sozioökonomischen Status sind beispielsweise formale Bildung bzw. Schulabschluss, Ausbildung bzw. Studium, Eigentumsverhältnisse sowie Beruf und Einkommen. Folglich korreliert ein niedriger sozioökonomischer Status mit einer gesundheitsriskanteren Verhaltensweise. So kann hypothetisch eine hohe Anzahl von Operationen ein Indikator für einen tendenziell eher niedrigen sozioökonomischen Status der Bevölkerung in einem bestimmten Raum sein. Hinsichtlich des Ausbildungsstands zeigt sich, dass die Sectioraten bei Frauen mit Volks- bzw. Hauptschulabschluss und mittlerer Reife inklusive abgeschlossener Berufsausbildung mit 34,4 Prozent am höchsten und bei Akademikerinnen mit 30,2 Prozent am niedrigsten ist.[47]

Innerhalb einer Studie in den USA mit 51.682 privatversicherten und 269.626 nicht privatversicherten Schwangeren (Medicaid-Versicherte) wurde der Zusammenhang zwischen dem Status der Versicherten und der Sectiorate untersucht. Dabei wurde festgestellt, dass die Sectiorate (primär) bei Privatversicherten 30,4 Prozent und bei Medicaid-Versicherten 21,2 Prozent betrug, sodass folglich von einer Korrelation zwischen primärer Sectiorate und dem Versichertenstatus auszugehen ist.[48] Diese Beobachtungen aus den USA sind allerdings nicht auf das deutsche Gesundheitssystem übertragbar, da sich die beiden Gesundheitssysteme hinsichtlich der Regulierung, der Finanzierungs-, der Versicherten- und der Leistungserbringerstruktur nur schwer vergleichen lassen. Dies zeigt auch eine Auswertung der Routinedaten der GEK zwischen 2003 und 2004, die zum Ergebnis hat, dass aufgrund des Versicherungsstatus in Deutschland keine deutlichen Unterschiede zwischen der Häufigkeit der Durchführung einer Spontangeburt und der einer Sectio caesarea festzustellen sind.[49] Zudem besteht zwischen der Staatsangehörigkeit und der Wahl der Geburtsmodi ebenfalls kein Zusammenhang.[50]

---

[42] Vgl. Statistisches Bundesamt: Geburten in Deutschland, 2012, S. 9.

[43] Vgl. Cleary-Goldman et al.: Impact of Maternal Age on Obstetric Outcome, 2005, S. 983.

[44] Vgl. Kolip P., Nolting H.-D., Zich K.: Kaiserschnittgeburten, 2012, S. 4.

[45] Vgl. Antony K. et al.: Der primäre Kaiserschnitt, 2017, S. 82.

[46] Vgl. Drösler S. E.: Regionale Unterschiede in der Operationshäufigkeit, 2015, S. 31.

[47] Vgl. Antony K. et al.: Der primäre Kaiserschnitt, 2017, S. 76.

[48] Vgl. Lipkind H. S. et al.: Disparities in cesarean delivery rates, 2009, S. 1239.

[49] Vgl. Antony K. et al.: Der primäre Kaiserschnitt, 2017, S. 76.

[50] Vgl. Antony K. et al.: Der primäre Kaiserschnitt, 2017, S. 76.

3.3 Aus- und Weiterbildung

Die Ausbildung bzw. Weiterbildung des medizinischen Personals wird gleichermaßen als ein Grund für die Steigerung der Sectioraten angeführt. Demnach stellen Lutz und Kolip die Hypothese auf, wonach die veränderten bzw. verminderten Fähigkeiten der Geburtsmediziner eine Erhöhung der Sectiorate zur Folge hat. Vor allem Zwillings- bzw. Beckenendlagengeburten verlangen spezifische Kenntnisse, die in der Ausbildung der Geburtsmediziner kaum gelehrt und vermittelt werden. Beispielsweise haben in Deutschland Beckenendlagengeburten einen Anteil von fünf Prozent an allen Entbindungen. Da diese Geburt als risikoreich gilt, fällt die Entscheidung schnell zugunsten einer Sectio caesarea.[51] Umso geringer die Anzahl der bei einer Beckenendlage vaginal entbundenen Kinder, desto höher sind die Sectioraten:

> *„Die steigenden Kaiserschnittraten, z. B. bei Beckenendlagengeburten oder Zwillingsschwangerschaften, führen dazu, dass in der Weiterbildung der jungen Geburtshelfer alternative vaginal-operative Entbindungsverfahren nicht mehr ausreichend gelehrt und geübt werden können. Die zukünftige Generation von Geburtshelfern wird nicht mehr über die nötige Erfahrung verfügen, so dass schließlich auch risikoarme vaginal zu entbindende Zwillings- oder Steißlagenschwangerschaften per Kaiserschnitt entbunden werden“*[52]

Häufig fehlt es Hebammen oder Gynäkologen in Ausbildung an Training, um ihre geburtshilflichen Fähigkeiten zu trainieren und so Risikokonstellationen bei der Geburt kompetent begegnen zu können. Eine akademische Hebammenausbildung, bei der die praktischen Fertigkeiten einen besonderen Stellenwert einnehmen, kann hier Abhilfe leisten und in der Summe gegebenenfalls zu einer Verringerung der Sectioraten führen.[53]

3.4 Haftungsrechtliche Aspekte

Einer Umfrage bei Müttern mit stattgefundener primärer Sectio caesarea zufolge, haben weniger als ein Prozent der Mütter um eine elektive Sectio caesarea gebeten, wohingegen sich nahezu zehn Prozent der Befragten vom medizinischen Personal dazu gedrängt gefühlt haben. 42 Prozent der Mütter waren hingegen der Auffassung, dass die behandelnden Ärzte eine Sectio caesarea durchgeführt haben, um einer Haftpflichtklage zu entgehen.[54]

Die Geburtshilfe gilt generell als Hochrisikomedizin mit den teuersten Schadensfällen. Eine geplante Schnittentbindung ist für die Leistungserbringer in der Hinsicht attraktiv, dass bei diesem operativen Eingriff ein geringeres Behandlungsfehlerrisiko und folglich verringerte Schadenersatzansprüche als bei einer vaginalen Entbindung geltend gemacht werden können.[55] Die Umfrage verdeutlicht die haftungsrechtlichen Aspekte und die persönlichen Motive der Ärzte und Hebammen. Bislang sind Ärzte durch Regelungen auf Landesebene oder durch das Standesrecht der Ärzte dazu verpflichtet, eine Berufshaftpflichtversicherung abzuschließen. Im Jahr 2010 betrug die jährliche Beitragszahlung für einen Gynäkologen mit belegärztlicher Tätigkeit in einer geburtshilflichen Belegfachabteilung beispielsweise zwischen 25.000 und 48.000 Euro.[56] Dement-

---

[51] Vgl. Lutz U., Kolip P.: Die GEK-Kaiserschnittstudie, 2006, S. 30.

[52] Vgl. Lutz U., Kolip P.: Die GEK-Kaiserschnittstudie, 2006, S. 23.

[53] Vgl. Kolip P., Nolting H.-D., Zich K.: Kaiserschnittgeburten, 2012, S. 92.

[54] Vgl. Schneider H.: Natürliche Geburt oder „Wunsch-Sectio"? 2008, S. 36.

[55] Vgl. Penna L., Arulkumaran S.: Caesarean section for non-medical reasons, 2003, S. 399.

[56] Vgl. Pohl D.: Der Markt schrumpft weiter, 2013, S. 19.

sprechend wird auch eine Vielzahl von Haftpflichtansprüchen wegen unterlassener oder verzögerter Schnittentbindung gestellt.[57] Dies verdeutlicht die Tatsache, dass solche Gerichtsprozesse in den USA umso häufiger sind, „[...] je niedriger die Kaiserschnittrate der jeweiligen Klinik ist".[58] Die durchschnittliche Schadenssumme in Deutschland beträgt dabei etwa 100.000 € pro Fall.[59]

---

[57] Vgl. Lutz U., Kolip P.: Die GEK-Kaiserschnittstudie, 2006, S. 24.

[58] Lutz U., Kolip P.: Die GEK-Kaiserschnittstudie, 2006, S. 24.

[59] Vgl. Lutz U., Kolip P.: Die GEK-Kaiserschnittstudie, 2006, S. 24.

4 Ökonomische Anreize

Nicht nur gesellschaftliche oder persönliche Aspekte sind bei der Entscheidung für eine Sectio caesarea ausschlaggebend. Ebenso sind ökonomische Anreize für die Leistungserbringung in den deutschen Kliniken bei der Wahl der Behandlung beziehungsweise des Geburtsmodus von Bedeutung, was sich am Beispiel der Sectio caesarea besonders gut verdeutlichen lässt. Der wirtschaftliche Druck der Krankenhäuser ist enorm. So gaben in einer Studie aus dem Jahr 2017 zwar 94 Prozent der Kliniken an, dass sie im Jahr 2015 einen höheren Umsatz als im Vorjahr erzielen konnten, jedoch haben nur 72 Prozent der Kliniken einen Überschuss erzielen können. Die restlichen 28 Prozent der Kliniken konnten entweder nur ein ausgeglichenes Jahresergebnis (8 Prozent) verzeichnen oder verzeichneten im Vergleich zum Vorjahr sogar einen Verlust (20 Prozent).[60] Mehr als 75 Prozent der befragten Kliniken sehen zur Verbesserung ihres Jahresergebnisses vor allem „[...] klassische Maßnahmen [...] im Bereich der stationären Erlöse und der medizinischen Sachkosten"[61] als ausschlaggebend.[62]

4.1 Klinikorganisatorische Gründe

4.1.1 Ressourceneinsatz innerhalb des Klinikbetriebes

Besonders primäre Sectiones caesarea sind im direkten Vergleich zu Spontangeburten von kürzerer Dauer, besser planbar und nehmen weniger Personal in Anspruch. Die DGGG formuliert dazu in ihrer Leitlinie aus dem Jahr 2010 treffend:

> *„Der Risikovergleich fällt für die Sectio noch wesentlich günstiger aus, wenn der vaginalen Entbindung nur die von vornherein geplante, d. h. primäre Sectio gegenübergestellt wird, die gut vorbereitet zur Kernarbeitszeit mit vollzählig bereitstehendem Klinikpersonal (inklusive Labor und sonstigen Sekundäreinrichtungen) ausgeführt wird. Sie ist in vielen Fällen weniger kostenaufwendig als eine sich über viele Stunden, womöglich Tage hinziehende Geburt mit hohem Personalaufwand, die unter Umständen letztlich doch in einer sekundären Sectio endet."*[63]

Da Spontangeburten insgesamt eine durchschnittliche Dauer von drei bis acht Stunden haben, ist in der Folge auch der Ressourceneinsatz deutlich höher als bei einer geplanten Sectio caesarea. Bei einer Spontangeburt werden in besonderer Weise die Ressourcen Personal und Infrastruktur belastet. Aus diesem Grund ist eine effiziente Allokation dieser Ressourcen innerhalb des Klinikbetriebes von Vorteil, damit kostenschonende Prozesse gewährleistet werden.

Die meisten Sectiones caesarea finden folglich in der Kernarbeitszeit zwischen Montag und Freitag statt, wobei an Montagen und Freitagen am häufigsten primäre Sectiones caesarea durchgeführt werden.[64] Auffällig ist dabei, dass ungeplante (sekundäre) Sectiones caesarea an Samstagen, Sonntagen und Feiertagen häufiger durchgeführt werden als primäre Sectioens caesarea.

---

60 Vgl. Roland Berger: Krankenhausstudie, 2017, S. 8.

61 Russo C.: Ökonomischer Druck auf Krankenhäuser, 2017, www.rolandberger.com.

62 Vgl. Russo C.: Ökonomischer Druck auf Krankenhäuser, 2017, www.rolandberger.com.

63 DGGG: Absolute und relative Indikationen zur Sectio caesarea, 2010, S. 6.

64 Vgl. Kolip P., Nolting H.-D., Zich K.: Kaiserschnittgeburten, 2012, S. 23.

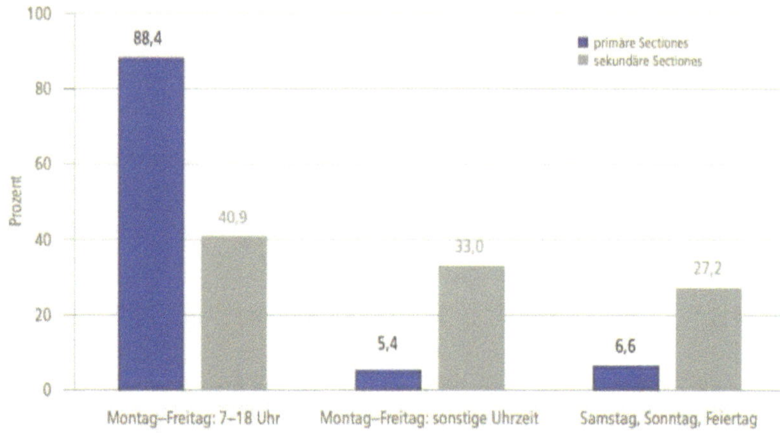

Abbildung 3: Zeitpunkt der primären und sekundären Sectiones caesarea (Kolip P., Nolting H.-D., Zich K.: Kaiserschnittgeburten, 2012, S. 23)

Eine Korrelation besteht auch zwischen der Hebammendichte und der Sectiorate an Werktagen. Dementsprechend ist die Sectiorate an Werktagen (Montag bis Freitag) höher, wenn es in dem entsprechenden Bundesland vergleichsweise nur wenige Hebammen gibt.[65]

4.1.2 Belegfachabteilungen

Belegfachabteilungen sind Fachabteilungen in Kliniken, die von sogenannten Belegärzten genutzt werden können und so das Ziel verfolgen, die ambulante und die stationäre Versorgung stärker miteinander zu verknüpfen. In der Regel ist der entsprechende Belegarzt lediglich ambulant als niedergelassener Arzt tätig, kann jedoch die Infrastruktur des Krankenhauses nutzen, um seine Patienten dort fachgerecht zu behandeln. Ein solcher Arzt benötigt dafür eine Genehmigung des Krankenhauses und eine Anerkennung als Belegarzt durch die Kassenärztliche Vereinigung (KV). Er erhält seine Vergütung nicht wie üblich vom Krankenhaus, sondern rechnet seine Leistungen zu Lasten der vertragsärztlichen Gesamtvergütung nach dem Einheitlichen Bewertungsmaßstab (EBM) ab.

Die Sectiorate liegt in den Belegfachabteilungen deutscher Kliniken tendenziell höher als in den Hauptfachabteilungen. Im Jahr 2010 wurden beispielsweise häufiger primäre Sectiones caesarea in Belegfachabteilungen als in Hauptfachabteilungen durchgeführt. Die gesamte Sectiorate in Belegfachabteilungen lag demnach im Jahr 2010 um 4,5 Prozentpunkte höher als in Hauptfachabteilungen. Noch deutlicher wird dies bei Betrachtung der Raten für die primären Sectiones caesarea. Dort lag die primäre Sectiorate um 5,5 Prozentpunkte über dem Niveau der Hauptfachabteilungen.[66]

Hinsichtlich des Durchschnittsalters der Mütter zeigten sich keine Unterschiede zwischen den einzelnen Fachabteilungsformen. Es ist auch davon auszugehen, dass risikoreiche Entbindungen dennoch in Hauptfachabteilungen von Kliniken mit entsprechender Versorgungsstufe durchgeführt werden. Trotz eines relativ geringen Anteils

[65] Vgl. Lerchl A.: Caesarean sections, decreased weekend births, and midwife involvement, 2008, S. 165.

[66] Vgl. Antony K. et al.: Der primäre Kaiserschnitt, 2017, S. 71.

der Belegfachabteilungen von circa zehn Prozent im Jahr 2010, stellen die geburtshilflichen Belegfachabteilungen einen erheblichen Beitrag für die unterschiedlichen Sectioraten auf regionaler Ebene dar.

Da die Belegärzte zumeist auch noch in niedergelassenen Praxen oder dort angestellt tätig sind, sind die an sich planbaren primären Sectiones caesarea ein wichtiger Faktor für das wirtschaftliche und kostendeckende Überleben der Belegfachabteilungen. Vor allem in ländlichen Regionen stellen geburtshilfliche Belegfachabteilungen oft die einzige Möglichkeit einer wohnortnahen Entbindung in einem insgesamt nachlassenden Segment der geburtshilflichen stationären Versorgung dar.[67]

4.2 Vergütungsanreize durch das DRG-Abrechnungssystem

4.2.1 Grundlagen

Um die aus dem Abrechnungssystem der deutschen Kliniken resultierenden Anreize zur Durchführung einer Sectio caesarea verstehen und einordnen zu können, ist eine Erklärung des pauschalisierenden Vergütungssystems G-DRG (German Diagnosis Related Groups) notwendig.

Vor der Einführung der diagnosebezogenen Fallgruppen wurden stationäre und teilstationäre Krankenhausaufenthalte im Wesentlichen nach der Aufenthaltsdauer durch tagesgleiche Pflegesätze vergütet, die in Basis- und Abteilungspflegesätze eingeteilt wurden. Ein großer Kritikpunkt diesbezüglich war, dass tagesgleiche Pflegesätze häufig zu medizinisch nicht notwendigen Verweildauerverlängerungen in den Kliniken führten, um ein höheres Entgelt erzielen zu können. Auch mangelnde Transparenz über die medizinischen Leistungen sowie eine fehlende Vergleichbarkeit waren weitere Kritikpunkte dieses Abrechnungssystems.

Mit der verpflichtenden Implementierung der diagnosebezogenen Fallgruppen in den deutschen Kliniken ab dem 01. Januar 2004 wurde gleichzeitig das aus Basispflegesätzen, Abteilungspflegesätzen, Fallpauschalen und Sonderentgelten bestehende Mischsystem abgelöst.[68] Seitdem gilt das DRG-System für alle medizinischen Fachbereiche einer Klinik – mit Ausnahme der Psychiatrie – und ist die Basis hinsichtlich der Finanzierung, Budgetierung und der Abrechnung in deutschen Kliniken.[69] Die Gruppierung der Fälle soll den Ressourcenaufwand in diagnostischer, therapeutischer und versorgungstechnischer Hinsicht am Patienten während eines gesamten Krankenhausaufenthaltes widerspiegeln und so eine Homogenität der Kosten sicherstellen.[70] Die Abrechnungsgrundlagen der DRGs sind die kodierten Haupt- und Nebendiagnosen (nach ICD-Code), die durchgeführten Prozeduren (nach OPS-Code), die Verweildauer der Patienten, die Entlassungsart (z. B. verlegt, verstorben, normale Entlassung etc.) und die Patientendaten. Zu den Patientendaten zählen das Alter, das Geschlecht, die Gewichtsangabe bei Neugeborenen, die Stundenanzahl der maschinellen Beatmung und die Verweildauer.

---

[67] Vgl. Kolip P., Nolting H.-D., Zich K.: Kaiserschnittgeburten, 2012, S. 93.

[68] Vgl. Weibler U., Zieres G.: Diagnosis Related Groups, 2005, S. 28.

[69] Vgl. Müller, T.: DRG-Basiswissen, 2009, S. 13.

[70] Vgl. Hollick, J., Kerres A.: Pflege im DRG-System, 2005, S. 10.

4.2.2 Vereinheitlichung, Rechengrößen und Berechnung

Die Darstellung der G-DRG erfolgt aus einer vierstelligen Kombination aus Buchstaben und Ziffern – die dreistellige Kombination wird dabei als Basis-DRG bezeichnet. Die Zuweisung einer DRG zu einem Patienten erfolgt in vier Schritten, die im Folgenden beschrieben werden.

Am Ende eines Krankenhausaufenthaltes wird zunächst eine von 23 Hauptdiagnosegruppen (Major Diagnostic Category; MDC) ermittelt, die sich hinsichtlich des Organsystems oder der Erkrankungsursache unterscheiden lassen. Die Art der Behandlung wird mit der zweiten und dritten Stelle ausgedrückt, wobei dort noch einmal zwischen operativen Behandlungen (01–39) und nicht-operativen Behandlungen (non-OR; 40–59) differenziert wird. Den ökonomischen Schweregrad der DRG beschreibt die letzte Stelle des Codes. Der Buchstabe A kennzeichnet dabei besonders kostenintensive Behandlungen, wohingegen der Buchstabe I kostengünstigere Behandlungen kennzeichnet.

Der letztendlich vom Krankenhaus mit der Krankenkasse des Patienten abzurechnende Preis ergibt sich aus der Multiplikation des Relativgewichts (RG) mit dem Landesbasisfallwert (LBFW) der einzelnen Bundesländer. Dabei spiegelt das Relativgewicht den ökonomischen Aufwand der Behandlung und der Landesbasisfallwert den Basispreis für DRG-Leistungen im jeweiligen Bundesland wider. Das Relativgewicht wird jährlich vom Institut für das Entgeltsystem im Krankenhaus (InEK) auf Grundlage der Kalkulationsdaten von über 300 Kliniken berechnet, wobei der Durchschnittswert auf 1,0 beziffert wird. Eine Fallgruppe, die also ein höheres Relativgewicht als 1,0 aufweist, ist im Vergleich ökonomisch aufwändiger als eine Fallgruppe mit einem niedrigeren Relativgewicht (unter 1,0). Der Landesbasisfallwert wird jährlich zwischen den Landeskrankenhausgesellschaften und den Landesverbänden der Krankenkassen unter Beachtung des Bundesbasisfallwertes (BBFW) verhandelt.

Tabelle 2: Beispielrechnung zur DRG-Vergütung für medizinische Leistungen während der Geburt bei einem LBFW von 3.500,00 € (Quelle: eigene Darstellung nach Fallpauschalen-Katalog, G-DRG Version 2017).

DRG	Bezeichnung	RG	Vergütung pro Fall
O60D	Vaginale Entbindung ohne komplizierende Diagnose	0,565	1.977,50 €
O01H	Primäre Sectio caesarea ohne komplizierende Diagnose	0,847	2.964,50 €
O01E	Sekundäre Sectio caesarea mit komplizierender Diagnose	1,112	3.892,00 €

Wird ein Patient länger oder kürzer im Krankenhaus behandelt als es die DRG vorsieht, existieren für solche Fälle sogenannte obere und untere Grenzverweildauer. Beim Überschreiten der oberen Grenzverweildauer erfolgt ein Zuschlag, beim Unterschreiten der unteren Grenzverweildauer dahingegen ein Abschlag auf die Vergütung. Die mittlere Verweildauer in Hauptfachabteilungen für eine primäre Sectio caesarea ohne komplizierende Diagnose liegt derzeit bei 4,0 Tagen, für eine sekundäre Sectio caesarea mit komplizierender Diagnose bei 5,1 Tagen und für eine vaginale Entbindung ohne komplizierende Diagnose bei 3,2 Tagen.[71]

Bis zum Jahr 2010 wurden primäre und sekundäre Sectiones caesarea einheitlich abgerechnet. Im Jahr 2010 wurde das DRG-System erstmals hinsichtlich primärer und

[71] Vgl. InEK: Fallpauschalen-Katalog, 2017, www.g-drg.de.

sekundärer Sectiones caesarea ausdifferenziert, um dem geringeren Ressourcenverbrauch bei primären Sectiones caesarea gerecht zu werden.[72]

4.2.3 Betriebswirtschaftliche Aspekte

Einhergehend mit der Ausdifferenzierung der Sectiones caesarea, ist die höhere Vergütung von sekundären Sectiones caesarea gegenüber primären – bei einem vergleichbaren Komplikationsniveau.[73] Bei der Betrachtung der Anteilsentwicklung der abgerechneten Sectiones caesarea von 2004 bis 2014 ist bemerkenswert, dass die primären Sectiones caesarea in diesem Zeitraum um 105 Prozent und die sekundären sogar um 157 Prozent angestiegen sind.[74] Am Beispiel der Sectio caesarea zeigt sich exemplarisch, wie sich das sogenannte Upcoding in der Geburtshilfe etabliert hat. Beim Upcoding wird systematisch der Case-Mix einer Klinik höhergestuft, um die Erlöse durch die DRGs zu steigern. Der Case-Mix bezeichnet die durchschnittliche Schwere der Patientenfälle, die den gesamten Ressourcenaufwand widerspiegeln soll. Er stellt kein Maß für die Effizienz eines Krankenhauses dar, sondern ist lediglich ein Kriterium beim Vergleich der Kostenstruktur zwischen den einzelnen Krankenhäusern. Für die sprunghafte Steigerung der sekundären Sectiones caesarea zwischen 2004 und 2014 lassen sich außer der Anpassung der DRG im Jahr 2010 keine weiteren Einflussfaktoren finden.[75]

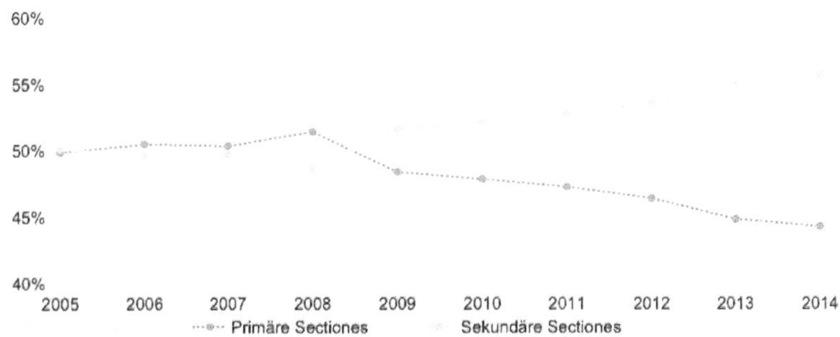

Abbildung 4: Anteilsentwicklung abgerechneter Sectiones caesarea zwischen 2005 und 2014 (Quelle: Botson H., Schneider U., Linder R.: Ökonomische Fehlanreize in der Geburtshilfe nach Anpassung des DRG-Systems, 2016, www.tk.de)

Bei der Bewertung von betriebswirtschaftlichen Anreizen zur Durchführung von Sectiones caesarea ist festzustellen, dass diesbezügliche Expertenmeinungen teilweise sowohl vor als auch nach der Einführung des DRG-Systems unverändert sind. Laut Hornemann et al. lagen vor Einführung des DRG-Systems im Jahr 2004 die Kosten der Kliniken bei einer primären Sectio caesarea genauso unter den Erlösen wie es heute der Fall ist. Im Umkehrschluss liegen bei einer Spontangeburt die Kosten der Kliniken nach wie vor über den Erlösen.[76] Die Gesamtkosten einer Entbindung sind dabei in vier

---

[72] Vgl. Kolip P., Nolting H.-D., Zich K.: Kaiserschnittgeburten, 2012, S. 84.

[73] Vgl. Botson H., Schneider U., Linder R.: Ökonomische Fehlanreize in der Geburtshilfe nach Anpassung des DRG-Systems, 2016, www.tk.de.

[74] Vgl. Botson H., Schneider U., Linder R.: Ökonomische Fehlanreize in der Geburtshilfe nach Anpassung des DRG-Systems, 2016, www.tk.de.

[75] Vgl. Botson H., Schneider U., Linder R.: Ökonomische Fehlanreize in der Geburtshilfe nach Anpassung des DRG-Systems, 2016, www.egms.de.

[76] Vgl. Kolip P., Nolting H.-D., Zich K.: Kaiserschnittgeburten, 2012, S. 33.

Kostenblöcke zu unterteilen. Den Personalkosten werden die Kosten für Ärzte, Hebammen, OP-Pfleger und Krankenpfleger zugerechnet. Zu den Sachkosten zählen die Kosten für Verbrauchsmaterialien und Arzneimittel, wohingegen Infrastrukturkosten in medizinische und nicht-medizinische Kosten eingeteilt werden können. Auch die Kosten anderer Fachabteilungen oder Einrichtungen, die bei einer Entbindung in Anspruch genommen werden, sind zu beachten. Dazu zählt beispielsweise die Anästhesie, die Transfusionsmedizin oder das Labor.[77]

Die direkten Kosten wurden in der Studie von Hornemann et al. unter anderem aus den Zeitzurechnungen errechnet, also beispielsweise aus der Personalbindung für eine Sectio caesarea. Diese wurden bei den Daten der Spontangeburt durch weitere Zeitangaben aus der verwendeten Literatur und den einzelnen Kostenblöcken ergänzt. Die Erlöse für primäre Sectiones caesarea in der Studie betrugen mit durchschnittlich 2.532 Euro genau 1.037 Euro mehr als durchschnittlich bei einer Spontangeburt erzielt wurden. Demgegenüber stehen direkte Kosten von 2.108 Euro für eine primäre Sectio ceasarea und 1.651 Euro für eine Spontangeburt. Der errechnete Gewinn bei einer primären Sectio caesarea beträgt somit 424 Euro, wohingegen sich bei der Spontangeburt ein Verlust von 156 Euro ergibt. Der finanzielle Vorteil einer primären Sectio caesarea gegenüber einer Spontangeburt beträgt schließlich 580 Euro.[78] Hornemann et al. kommen zu dem Schluss, dass primäre Sectiones caesarea die Spontangeburten subventionieren und deren finanzielle Verluste ausgleichen. Ökonomische Anreize zur häufigeren Durchführung von Schnittentbindungen sind für die Kliniken also sehr wohl vorhanden.[79] Limitiert wird die Studie dadurch, dass weitere direkte Kosten, wie beispielsweise medizinische Folgekosten, genauso wenig untersucht worden sind wie weitere indirekte Kosten, die beispielsweise durch eine verkürzte Rekonvaleszenz verursacht wurden. Auch hier ist zu beachten, dass die Studie in Schleswig-Holstein durchgeführt wurde und daher aufgrund der unterschiedlichen Landesbasisfallwerte sowohl bundeslandspezifisch und aufgrund der unterschiedlichen Kostendaten der deutschen Kliniken auch lediglich nur klinikspezifisch zu betrachten sind. Zudem ist bei der Studie relevant, dass diese in einem Zeitraum durchgeführt wurde, in dem im DRG-System noch keine Differenzierung zwischen primärer und sekundärer Sectio ausgewiesen war. [80]

Heer et al. ermitteln in einer anderen Berechnung Kosten von 1.737,34 Euro für Spontangeburten und 2.384,90 Euro für primäre Sectiones caesarea. Demgegenüber stehen Erlöse von 1.820,70 Euro für Spontangeburten und 3.817,60 Euro für primäre Sectiones caesarea. Sie ermitteln daraus eine positive Differenz von 83,36 Euro (Spontangeburt) bzw. 1.432,70 Euro (primäre Sectiones caesarea).[81] Auch bei dieser Kostenberechnung werden lediglich die direkten Kosten erfasst und der übrige Anteil der Gesamtkosten bleibt unberücksichtigt. Die Autoren stellen jedoch fest, dass bei Berücksichtigung aller Kosten, vermutlich kein Deckungsbeitrag erzielt werden könne. Außerdem hat sich seit ihrer Kostenberechnung im Jahr 2003 das DRG-System deutlich verändert, weshalb die Berechnungen von Heer et al. nur bedingt aussagekräftig sind.[82]

Den vorangegangenen Untersuchungen wird eine Datenanalyse auf Grundlage des InEK gegenübergestellt. Demnach liegen die Erlöse für Spontangeburten höher als jene für Schnittentbindungen. Aufgrund der variierenden Landesbasisfallwerte in den

---

[77] Vgl. Rummel S. I.: Abrechnung geburtshilflicher Leistungen, 2007, S. 9.

[78] Vgl. Hornemann A. et al.: Sectiones subventionieren Spontangeburten, 2008, S. 1082.

[79] Vgl. Hornemann A. et al.: Sectiones subventionieren Spontangeburten, 2008, S. 1082.

[80] Vgl. Antony K. et al.: Der primäre Kaiserschnitt, 2017, S. 65.

[81] Vgl. Heer I. M. et al.: Hospital treatment – Is it affordable? 2009, S. 502.

[82] Vgl. Antony K. et al.: Der primäre Kaiserschnitt, 2017, S. 65.

einzelnen Bundesländern lagen die Erlöse pro Fall im Jahr 2010 bei einer Spontangeburt zwischen 1.477 Euro und 1.638 Euro und bei Schnittentbindungen zwischen 2.554 Euro und 2.836 Euro.[83] Bei Schnittentbindungen werden zwar höhere Erlöse pro Fall erzielt, jedoch sind dabei aufgrund des höheren Ressourceneinsatzes auch die Kosten höher.[84] Den jeweiligen Erlösen werden somit mittlere Fallkosten von 1.514 Euro (Spontangeburt) und 2.683 Euro (Sectio caesarea) gegenübergestellt, woraus sich wiederrum keine ökonomischen Anreize ableiten lassen, häufiger Schnittentbindungen durchzuführen als medizinisch notwendig. Auch wenn eine Klinik aus ökonomischen Motiven eine höhere Rate für Schnittentbindungen anvisiert, würden sich vor allem die Infrastrukturkosten bei der Spontangeburt degressiv verhalten, weil dabei die höheren Kosten auf eine geringere Rate an Spontangeburten umgelegt werden müssten.[85] Eine Steigerung der Fallzahl ist bei Schnittentbindungen daher nicht ratsam. Hildebrandt et al. kommen außerdem zu dem Schluss, dass eine Spezialisierung auf pathologische Gestationen ein negatives Betriebsergebnis zur Folge hat.[86] Genauso verhält es sich bei „[...] forcierter oder ausschließlicher Konzentration auf Sectiones im Leistungsangebot [...]"[87].

Durch die klinikunabhängigen und nur sehr begrenzt beeinflussbaren Erlöse aus den diagnosebezogenen Fallgruppen, sind deutsche Kliniken dazu angehalten, ihre direkt beeinflussbaren Kosten innerhalb des Krankenhausbetriebs niedrig zu halten, um Gewinne erzielen und die Existenz langfristig sicherstellen zu können. Aufgrund dieser Umstrukturierung und der damit einhergehenden Optimierung der Prozesse, können zahlreiche Krankenhausleistungen heute kostengünstiger als früher erbracht werden. Generell bemängeln Kritiker, dass die Einführung des DRG-Systems zwar eine Verkürzung der allgemeinen durchschnittlichen Verweildauer von 9,2 (2002) bzw. 8,7 Tagen (2004) auf 7,3 Tagen (2016) und auch eine bessere Ausschöpfung der Wirtschaftlichkeitspotentiale durch bessere Kosteneffizienz zu verzeichnen ist, dabei jedoch gleichzeitig die Qualität und Leistung in den Kliniken nachgelassen hat.[88]

Das DRG-System führt aufgrund der vorangegangenen Situationsbeschreibung zu unterschiedlichen Anreizen bei den Leistungserbringern bzw. den deutschen Kliniken. Die Effizienzoptimierung und der steigende Kostendruck verursachen einen scharfen Wettbewerb zwischen eben diesen Leistungserbringern. Unrentable Krankenhäuser müssen in der Folge zunehmend ihren Betrieb einstellen. Dies zeigt auch die Entwicklung der Krankenhausanzahl seit der Einführung des DRG-Systems in Deutschland: Im Jahr 2003 gab es in Deutschland noch 2.197 Krankenhäuser, wohingegen es im Jahr 2016 lediglich 1.951 waren. Innerhalb von dreizehn Jahren haben also über 11 Prozent der deutschen Krankenhäuser ihren Betrieb eingestellt.[89]

---

83 Vgl. Kolip P., Nolting H.-D., Zich K.: Kaiserschnittgeburten, 2012, S. 33.

84 Vgl. Schwenzer T., Schwenzer C.: Kosten und Erlöse für eine Geburt, 2010, S. 188.

85 Vgl. Beckmann M. W. et al.: Finanzierung und finanzielle Probleme von Leistungen und Strukturen im Fachgebiet Gynäkologie und Geburtshilfe, 2011, S. 367.

86 Vgl. Hildebrandt T. et al.: Einflüsse des Leistungsspektrums auf die Erlössituation und Finanzierbarkeit, 2013, S. 783.

87 Vgl. Hildebrandt T. et al.: Einflüsse des Leistungsspektrums auf die Erlössituation und Finanzierbarkeit, 2013, S. 783.

88 Vgl. Statistisches Bundesamt: Durchschnittliche Verweildauer, 2017, www.statista.de.

89 Vgl. Statistisches Bundesamt: Anzahl der Krankenhäuser, 2017, www.statista.de.

4.3 Volkswirtschaftliche Aspekte

Bei der Annahme, dass Kliniken nicht nur aus eigennützigen betriebswirtschaftlichen Motiven, sondern auch aus volkswirtschaftlichen Motiven heraus handeln, sind in diesem gesellschaftlichen Kontext ebenfalls ökonomische Anreize vorhanden.

Anstelle einer Sectiorate von 30,5 Prozent (Deutschland, 2016) sieht die Weltgesundheitsorganisation (WHO) eine Sectiorate von 15 Prozent als ideal an. Diese Rate wurde im Jahr 1985 als eine angemessene Höhe für die lebensrettenden Schnittentbindungen in Entwicklungsländern angesehen, beruht aber weder auf wissenschaftlichen Evidenzen noch ist sie für Industrieländer wie Deutschland geeignet. Feige hingegen sieht in Deutschland eine Sectiorate von maximal 20 Prozent als angemessen an. Diese Quelle geht von circa 200.000 Schnittentbindungen im Jahr 2007 aus und stellt ein volkswirtschaftliches Einsparpotential von 100 Millionen Euro pro Jahr fest.[90] So stellt jede einprozentige Erhöhung der Sectiorate eine zusätzliche Belastung der Krankenkassen von circa 11 Millionen Euro dar.[91]

Neben der kurzfristigen Betrachtung der wirtschaftlichen Aspekte im Rahmen der Entbindung sind ebenso mittel- und langfristige Betrachtungen hinsichtlich der Mütter und der Entwicklung der geborenen Kinder wichtig. Ein Überdenken der Sectiopraxis ist notwendig, da zahlreiche Studien zu dem Schluss kommen, dass für Kinder, die per Sectio caesarea entbunden wurden, gesundheitliche Nachteile bestehen. Nachgewiesen sind hier höhere Risiken für Diabetes Typ 1, Übergewicht und Asthma bronchiale.[92] So ist Asthma bronchiale volkswirtschaftlich besonders relevant, da bei Kindern, die durch eine Sectio caesarea entbunden wurden, die Prävalenz circa zehn Prozent beträgt und ein Patient bei mittelschwerem anaphylaktischen Asthma bronchiale beispielsweise Kosten von 2.200,00 – 2.700,00 Euro pro Jahr verursacht.[93] Auch die psychischen Folgen einer Schnittentbindung sind weder für die Mutter noch für das Kind ausreichend untersucht.[94] Generell ist eine Entscheidung zur Durchführung einer Schnittentbindung, mit den daraus resultierenden Mehrkosten gegenüber einer Spontangeburt, als Verschwendung betriebswirtschaftlicher und vor allem volkswirtschaftlicher Ressourcen anzusehen.

---

90 Vgl. Feige A.: Budget und Organisationsaspekte, 2008, S. 42.

91 Vgl. Feige A., Husslein P.: Steigende Sectiorate: ein Pro und Contra, 2011, S. 331.

92 Vgl. Cardwell C. R.: Cesarean section is associated with an increased risk of childhood-onset type 1 diabetes mellitus, 2008, S. 726.

93 Vgl. Bergert F. W. et al.: Hausärztliche Leitlinie, 2006, www.pvmforschungsgruppe.de.

94 Vgl. Kolip P., Nolting H.-D., Zich K.: Kaiserschnittgeburten, 2012, S. 9.

5 Internationaler Kontext

Bei internationalen Vergleichen ist generell anzumerken, dass nicht in allen Staaten die Erhebung und Aufbereitung der Daten nach denselben Methoden erfolgt. So enthalten die Daten von Irland, Mexiko, Neuseeland und Großbritannien lediglich die in öffentlichen Kliniken durchgeführten Entbindungen, was zu einer Verzerrung und folglich geringeren Vergleichbarkeit der Sectioraten zwischen den einzelnen Ländern führt. In den entsprechenden Ländern ist demzufolge von einer höheren Sectiorate auszugehen, da es Anzeichen dafür gibt, dass in Privatkliniken häufiger Sectiones caesarea durchgeführt werden als in öffentlichen Kliniken.[95]

Im internationalen Kontext sind die Gründe zur Durchführung einer Sectio caesarea laut OECD ähnlich derer in Deutschland. Sowohl der medizinische Fortschritt als auch räumliche, demografische und sozioökonomische Gründe innerhalb der einzelnen Länder sind für die Entwicklung der länderspezifischen Sectioraten von Bedeutung. Da die Gesundheitssysteme der jeweiligen Staaten hinsichtlich der Regulierung, der Vergütung, der Finanzierungs-, der Versicherten- und der Leistungserbringerstruktur jedoch sehr unterschiedlich sind, ist ein genauer Vergleich der ökonomischen Anreize nur unzureichend möglich.

Im Jahr 2015 war die Sectiorate in skandinavischen Ländern (Finnland, Schweden, Norwegen und Island) am niedrigsten. In Finnland war dabei die Sectiorate mit 15,5 Prozent nur etwa halb so hoch wie in Deutschland mit 30,2 Prozent. Deutschland liegt somit noch über dem OECD-Durchschnitt von 27,9 Prozent. Besonders auffällig ist die Tatsache, dass in der Türkei über die Hälfte aller Entbindungen durch eine Sectio caesarea durchgeführt wird. Zwischen den Jahren 2000 und 2015 ist die durchschnittliche Sectiorate in den OECD-Ländern von circa 20 Prozent auf 27,9 Prozent gestiegen, wobei sich jedoch die jeweiligen jährlichen Anstiege zwischen den Jahren 2010 und 2015 verlangsamt haben. Beachtlich ist dabei die seit dem Jahr 2000 kontinuierlich niedriger werdende Sectiorate in Ländern wie beispielsweise Israel, Finnland und Schweden. Auch in Italien ist in den vergangenen Jahren ein kontinuierlicher Abfall der Sectiorate zu verzeichnen, obwohl das Land immer noch eine der höchsten aller OECD-Länder hat. In Ländern, die in den vergangenen Jahren hingegen stets relativ niedrige Sectioraten erfasst haben, ist seit dem Jahr 2000 ein rapider Anstieg der jährlichen Raten zu verzeichnen. Dazu gehören beispielsweise die Länder Polen, Slowakei und die Tschechische Republik. Innerhalb der einzelnen Staaten existieren – wie auch in Deutschland – auf regionaler Ebene große Variationen hinsichtlich der Sectioraten. Zwischen den einzelnen Regionen Spaniens herrschen signifikant hohe Unterschiede ebenso wie in Italien, wobei es dort besonders hohe Raten in Süditalien gibt.[96] Zudem existieren zwischen einzelnen Regionen der USA hinsichtlich der primären Sectioraten Unterschiede von 200 bis 300 Prozent. Dies ist damit zu erklären, dass in den USA nur wenige Leitlinien von Fachgesellschaften zur Entscheidungsfindung vorhanden sind und folglich die jeweilige Entscheidung des medizinischen Personals zu diesen großen Variationen führt.[97]

Auch innerhalb der Europäischen Union (EU) besitzt Finnland die niedrigste Sectiorate, wohingegen Ungarn mit 37,2 Prozent die höchste zu verzeichnen hat.[98]

---

[95] Vgl. OECD: Health at a Glance 2017: OECD Indicators, 2017, S. 180.

[96] Vgl. OECD: Health at a Glance 2017: OECD Indicators, 2017, S. 180.

[97] Vgl. Deutscher Bundestag: Entwicklung der Kaiserschnittrate, 2014, S. 7.

[98] Vgl. OECD: Health Statistics, 2017, www.data.oecd.org

Besonders in der Türkei ist die Entwicklung der Sectioraten in den letzten Jahren alarmierend. Im Jahr 1993 betrug die Sectiorate dort lediglich 8,1 Prozent, im Jahr 2015 hingegen 53,1 Prozent.[99]

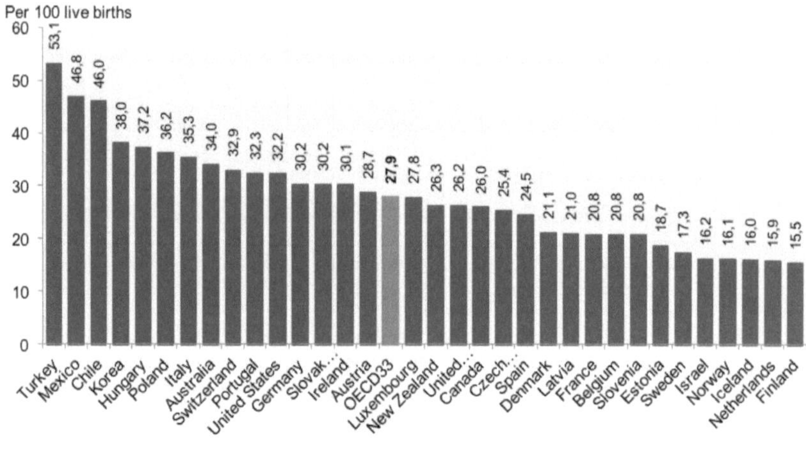

Abbildung 5: Sectioraten im Jahr 2015 (Quelle: OECD: Health Statistics, 2017, www.data.oecd.org)

Ein Vergleich der ökonomischen Anreize zwischen den einzelnen Ländern ist nur schwer möglich. Es wird jedoch in jedem europäischen Land, dessen Vergütung stationärer Leistungen auf dem DRG-System basiert, zwischen den einzelnen Geburtsmodi differenziert. Lediglich Polen unterscheidet nicht zwischen vaginaler Entbindung und Sectio caesarea. England, Estland und Deutschland hingegen differenzieren sogar zwischen komplizierender vaginaler Entbindung und komplizierender Sectio caesarea. Zudem ist in Estland, Finnland, Spanien und Schweden keine Klassifikation für Zwillingsgeburten vorhanden. Eine unkomplizierende Sectio caesarea wird in Estland beispielsweise 40 Prozent höher vergütet als eine unkomplizierende Spontangeburt, wobei eine unkomplizierende Sectio caesarea dort im Vergleich zu Irland um 186 Prozent höher vergütet wird. In kalkulatorischen Kostenberechnungen bestehen zwischen den einzelnen Ländern teilweise Erlösunterschiede von 5.053 Euro.[100]

[99] Vgl. Cagatay Seckiner P., Tezcan S.: Turkey's Rising Trend in Caesarean Sections, 2010, www.epc2010.princeton.edu.

[100] Vgl. Bellanger M. M., Quentin W., Tan S. S.: Childbirth and DRG in 11 European countries, 2013, S. 12.

6 Diskussion

Bei der Indikationsstellung zur Sectio caesarea bestehen große Unterschiede, sowohl auf die absoluten als auch auf die relativen Indikationen bezogen. Absolute Indikationen sind zwar durchaus seltener als relative, jedoch sollten bei der Indikationsbewertung stets aktuelle Studien miteinbezogen werden. Als Grund für eine absolute Indikation wird beispielsweise eine drohende Uterusruptur angeführt, die besonders bei vorangegangener Sectio caesarea drohen kann. Studien zeigen dabei jedoch, dass das Risiko für Komplikationen bei einer vaginalen Entbindung nach vorangegangener Sectio caesarea nicht in dem im Vorhinein erwarteten Maße erhöht ist und deshalb auf eine Re-Sectio verzichtet werden kann.[101]

In Regionen mit bisher niedriger Sectiorate und bei jüngeren Müttern ist in den letzten Jahren ein überdurchschnittlicher Anstieg der Sectiorate zu verzeichnen. Zudem ist beim Vorliegen einer relativen Indikation zur Sectio caesarea auffällig, dass in manchen Regionen häufiger eine Sectio caesarea durchgeführt wird als in anderen. Daraus ergeben sich Ansätze, die hinsichtlich der einheitlichen Vorgehensweise bei der Indikationsbewertung von Bedeutung sein können.

Es ist essentiell, dass der Anstieg der Sectioraten und die teilweise gravierenden regionalen Unterschiede kritisch hinterfragt werden, damit wirksame Maßnahmen gegen ungerechtfertigte Sectiones caesarea eingeleitet werden können. Eine besondere Rolle kommt dabei den entsprechenden Fachgesellschaften (z. B. DGGG) zu, die in dieser kontroversen Diskussion eine Vorbildfunktion einnehmen und die Ursachenforschung diesbezüglich weiter vorantreiben müssen.

Dass etwa 90 Prozent aller Schnittentbindungen auf relative („weiche") Indikationen zurückzuführen sind, ist genauso besorgniserregend wie eine Rate zwischen zwei und drei Prozent bei der elektiven Sectio caesarea. Besonders gravierend ist diese Tatsache auch gerade dann, wenn der Sectio caesarea kein erkennbarer gesundheitlicher Nutzen mehr gegenübersteht. Der hohe Anteil der relativen Indikationsstellungen bei Schnittentbindungen ist ein Grund für die Höhe der Sectioraten. Würden lediglich Sectiones caesarea mit absoluter Indikation durchgeführt werden und relative Indikationen als nicht mehr hinreichend für die Durchführung von Sectiones caesarea erachtet werden, so wären im Jahr 2016 beispielsweise 209.231 (90 Prozent) weniger Schnittentbindungen durchgeführt worden. Angesichts dieser Tatsache und vor dem Hintergrund, dass eine Steigerung der Sectiorate immer auch eine Steigerung der Ausgaben der Krankenversicherungen zur Folge hat, lässt sich das enorme Einsparpotential bei einer Unzulässigkeit von relativen Indikationen zur Durchführung von Sectiones caesarea bereits erahnen.

Es zeigt sich laut Kolip et al., dass es bei vorangegangenen Entbindungen via Sectio caesarea häufiger zu Re-Sectiones kommt. So lassen sich 32 Prozent der regionalen Unterschiede in der Sectiorate anhand von diagnosespezifischen Sectioraten und der Prävalenz der Diagnose (z. B. Uterusnarbe durch vorangegangenen chirurgischen Eingriff) erklären.[102] Diese Schlussfolgerung ist vor allem bei dem Anteil der primären Sectiones caesarea an der gesamten Sectiorate von Relevanz.

Aufgrund der gesamtgesellschaftlichen Entwicklungen werden Risiken von den Leistungserbringern und von den Müttern bzw. Eltern heutzutage höher als in der Vergangenheit bewertet. Diese verstärkte Risikovermeidung kann in der Folge zu einer weite-

---

[101] Vgl. Fitzpatrick K. E. et al.: Uterine Rupture by Intended Mode of Delivery, 2012, o. S.

[102] Vgl. Antony K. et al.: Der primäre Kaiserschnitt, 2017, S. 70.

ren Steigerung der Sectiorate führen. Als ein ergänzender Punkt ist dabei auch die veränderte Risikobewertung der Sectio caesarea anzusehen, die auf eine tatsächliche Risikoverminderung des operativen Eingriffs zurückzuführen sind und im Kontext des medizinischen Fortschritts stehen.

Die Tatsache, dass der Anteil der primären Sectiones caesarea nur 2,3 Prozent (2016) höher als der Anteil der sekundären Sectiones caesarea ist, lässt zusätzliche Bedenken hinsichtlich der Gründe für eine Schnittentbindung aufkommen. Eine genaue Aufschlüsselung der Indikationen bei primären Sectiones caesarea, die aus absoluten, relativen und nicht vorhandenen medizinischen Indikationen bestehen können, ist aufgrund fehlender Daten nicht möglich. Vor dem Hintergrund, dass nur 10 Prozent der Sectiones caesarea medizinisch überhaupt notwendig sind, ist anzunehmen, dass eine Vielzahl der primären Sectiones caesarea entweder auf relative oder gar keine medizinischen Indikationen zurückzuführen sind.

Auch der BMI der Mutter ist bei der Wahl des Entbindungsmodus von Bedeutung. So haben laut einer Umfrage in Österreich 56,6 Prozent der Frauen einen BMI unter 25, sodass diese gebärfähigen Frauen im Falle einer Gestation mit höherer Wahrscheinlichkeit per Sectio caesarea entbinden werden als Frauen mit einem BMI über 25.[103]

Die Entscheidung für eine Sectio caesarea hat nicht nur für die Mutter negative physische und psychische Folgen, die zurzeit zwar noch nicht umfassend untersucht wurden, wofür es jedoch bereits Hinweise gibt. Per Sectio caesarea entbundene Kinder zwischen neun und zwölf Jahren haben gegenüber vaginal entbundenen Kindern im gleichen Alter ein 23 Prozent höheres Risiko für die Entwicklung von Übergewicht. Das Risiko für die Entwicklung von Übergewicht bei Kindern zwischen 13 und 18 Jahren liegt bei 16 Prozent. Auch in der Altersgruppe zwischen 10 und 28 Jahren besteht immer noch ein Risiko von zehn Prozent. Als Grund für das höhere Risiko wird eine gestörte Darmflora bei den Kindern mit Schnittentbindung angeführt, die durch eine erhöhte Stoffaufnahme der Zellen kompensiert wird und in der Folge die Entstehung von Übergewicht begünstigen soll.[104]

Häufig vermutete Einflussfaktoren, wie beispielsweise der steigende Anteil von Mehrlings- oder Frühgeburten, haben in Deutschland hingegen keinen Einfluss auf den Anstieg der Sectiorate.[105]

Unter ethischen und rechtlichen Aspekten ist eine Sectio caesarea ein Heileingriff zu Heilzwecken, bei dem eine Aufklärung und Einwilligung der Patientin vorliegen muss. Dass sich laut einer Umfrage zur Folge nahezu zehn Prozent der Befragten vom medizinischen Personal zur Durchführung einer Sectio caesarea gedrängt gefühlt haben, zeigt, dass eine umfassende Aufklärung möglicherweise stattgefunden hat, die Patientin bei der Entscheidungsfindung jedoch mitunter bewusst manipuliert wird, um eine Einwilligung herbeizuführen. Keineswegs hat in einem solchen Fall eine Abwägung über das Nutzen-Risiko-Verhältnis Priorität und wird auch dem Hippokratischen Eid[106] der Ärzte nicht gerecht. Viel mehr liegen dieser Tatsache möglicherweise Befürchtungen der Leistungserbringer zugrunde, dass ihnen bei einer risikoreicheren vaginalen Entbindung eine Haftpflichtklage drohen kann. Indirekt bestätigt wird dies durch die Tatsache, dass in einer Umfrage 42 Prozent der Mütter der Auffassung waren, dass die behandelnden Ärzte eine Sectio caesarea nur durchgeführt haben, weil sie einer Schadenersatzklage entgehen wollen.[107] Neben rechtlichen Aspekten sind dabei auch durchaus wirtschaftliche Motive der Leistungserbringer denkbar, da diese Gründe ne-

---

[103] Vgl. Statistik Austria: Verteilung des BMI bei Frauen in Österreich, 2015, www.statista.de.

[104] Vgl. Yuan C. et al.: Caesarean Birth and Risk of Obesity in Offspring, 2016, S. 1.

[105] Vgl. Kolip P., Nolting H.-D., Zich K.: Kaiserschnittgeburten, 2012, S. 54.

[106] Grundlegendes Gelöbnis ärztlicher Ethik.

[107] Vgl. Schneider H.: Natürliche Geburt oder „Wunsch-Sectio"? 2008, S. 36.

ben den gesamtgesellschaftlichen und persönlichen Gründen nicht allein für den Anstieg der Sectioraten verantwortlich sein können. Es ist deshalb davon auszugehen, dass vermehrt sogenannte „weiche" Indikationen für die Durchführung einer Sectio caesarea ausschlaggebend sind. Die Sorge vor dem Verlust der internen und externen Reputation sowie vor Schadenersatzansprüchen aufgrund von Haftpflichtklagen und der daraus möglichen Steigerung der Versicherungsbeiträge für die Leistungserbringer „[...] infolge von juristischen Auseinandersetzungen bei Geburtsschäden [...]"[108] ist eine ebenso nachvollziehbare Konstellation wie die Sorge vor finanziellen Defiziten. Demnach ist die (außer-)gerichtliche Erfolgswahrscheinlichkeit für die Leistungserbringer höher, wenn eine Entbindung mithilfe der Sectio caesarea erfolgt ist.

Aufgrund dieser Umstände bei der Entscheidungsfindung ist es also angebracht, eine Orientierung für die Leistungserbringer durch evidenzbasierte Leitlinien zu schaffen. Mit einer S3-Leitlinie zur Sectio caesarea wird erst Ende 2018 gerechnet, die nach ihrer Veröffentlichung und konsequenten Anwendung eine Verminderung der zum Teil großen regionalen Variationen hinsichtlich der medizinischen Vorgehensweise erzielen könnte und an denen sich auch im Zweifel die Rechtsprechung orientieren könnte. Nach der Veröffentlichung ist es notwendig, diese Leitlinie evidenzbezogen weiterzuentwickeln und besonders auch den Herausforderungen bei Beckenendlagen und vorangegangener Sectio caesarea Rechnung tragen zu können. Zurzeit ist eine evidenzbasierte Ausarbeitung der S3-Leitlinie mit Schwierigkeiten verbunden, da nur eine unzureichende Basis an wissenschaftlichen Studien zu diesem Thema vorliegt. Im internationalen Vergleich ist es anderen Staaten trotz dieser unbefriedigenden Studienlage gelungen, wenigstens einheitliche Handlungsempfehlungen zu erarbeiten, die jedoch nur teilweise den Ansprüchen einer S3-Leitlinie gerecht werden.[109]

Der medizinische Fortschritt ist Fluch und Segen zugleich, der sich beispielsweise nicht nur beim Themenkomplex der Antibiotikaresistenzen zeigt. Besonders wegen des medizintechnischen Fortschritts sind operative Eingriffe mit weniger Risiko verbunden, weshalb die Schwelle für die Entscheidung eines operativen Eingriffs wie bei einer Sectio caesarea heutzutage geringer ist als noch vor ein paar Jahrzehnten. Da die Sectio caesarea zunächst nur als lebensrettende Maßnahme für Mutter und Kind angedacht war und eine Lebensbedrohlichkeit dieser operativen Eingriffe nur noch in den wenigsten Fällen gegeben ist, muss diesbezüglich eine Regulierung notwendig sein. Auch hier kann eine S3-Leitlinie von der entsprechenden Fachgesellschaft den nötigen Rahmen bieten. Nicht nur allein wegen der Kostenintensivität von Sectiones caesarea, sondern auch wegen der möglichen negativen Folgen für die Volkswirtschaft und der negativen Folgen für die Gesundheit von Mutter und Kind, ist eine stärkere Regulierung durch den Gesetzgeber notwendig. Hinderlich für eine politische Steuerung ist die Beurteilung der Verhältnismäßigkeit von Gesundheitsleistungen. Wären die verfügbaren Belege zur Durchführung oder zur Unterlassung einer Sectio caesarea qualitativ hochwertiger als die bisherigen, so würde eine politische Steuerung mit effektiven Maßnahmen einfacher durchsetzbar sein. Aufgrund der unzureichenden Basis an Evidenz und einer Vielzahl anderer Faktoren bei der Entscheidungsfindung, sollte eine kritische Beleuchtung der derzeitigen Methoden veranlasst werden, um die Variationen entweder als systemisch oder zufällig einordnen zu können. Wenn dies politisch nicht durchsetzbar ist, dann könnte zumindest eine größere Anzahl an Beratungs- und Informationsangeboten für Beteiligte bzw. Betroffene durch unabhängige Institutionen geschaffen werden, die keine wirtschaftlichen Anreize als Motive bei der Aufklärung über eine mögliche Sectio caesarea haben. Aktuelle evidenzbasierte Leitlinien könnten bei diesen Beratungs- und Informationsangeboten als Basis für die Aufklärung über Risiken, Nutzen und mögliche Handlungsalternativen einer geplanten Sectio caesarea sein.

---

[108] Kolip P., Nolting H.-D., Zich K.: Kaiserschnittgeburten, 2012, S. 88.

[109] Vgl. Kolip P., Nolting H.-D., Zich K.: Kaiserschnittgeburten, 2012, S. 88.

Erst seit dem Jahr 2010 informiert die Bundeszentrale für gesundheitliche Aufklärung (BZgA) lediglich über Broschüren zu den Gründen, dem Ablauf, den Risiken und die möglichen physischen und psychischen Folgen einer Sectio caesarea, um die Entscheidungskompetenz der werdenden Mutter zu stärken.[110]

Angesichts der demografischen Entwicklung und auf Grundlage aktueller Prognosen werden in Deutschland zwar zukünftig weniger Kinder geboren werden, jedoch zeichnet sich ab, dass Mütter dann ein höheres Alter als in den vergangenen Jahrzehnten haben. Der Rückgang der Geburtenrate von 1,5 (2015)[111] auf mögliche 1,4 Lebendgeborene pro 1.000 Einwohner im Jahr 2030[112] wird also isoliert betrachtet auch einen Rückgang der Sectiorate zufolge haben. Wird dabei jedoch die sich verändernde Altersstruktur der Mütter miteinbezogen, der zufolge die werdenden Mütter immer älter werden, so wird es trotz geringerer Geburtenrate aufgrund einer höheren Anzahl von Risikoschwangerschaften zu einer noch höheren Sectiorate kommen. Da nicht direkt das Alter der Mutter als Risikofaktor bei einer Entbindung gilt, sondern das aus dem höheren Alter korrelierende Risiko für bestimmte Krankheiten, könnte diese zuvor gestellte These auch aufgrund des weiteren medizinischen Fortschritts und der daraus resultierenden möglichen Verhinderung bzw. Hinauszögerung bestimmter Krankheiten der Mutter relativiert werden. Dem kann wiederrum entgegenstehen, dass die prognostizierte sinkende Anzahl der Krankenhäuser und sinkenden Anzahl der Krankenhausbetten zu einer Senkung der Sectiorate führen kann. Lauer et al. bewies im Jahr 2010 das Gegenteil, demzufolge eine Erhöhung dieser Parameter eine signifikante Steigerung der Sectiorate als Folge hatte.[113]

Ein weiterer Ansatz zur Reduzierung der Sectioraten liegt in der Ausbildung der Fachärzte für Gynäkologie und Geburtshilfe, da dort spezifische Kenntnisse für risikoreiche Geburtslagen kaum vermittelt werden. Einen stärkeren Fokus auf diese besonders wichtigen Inhalte in der Ausbildung kann somit zu einer Verringerung der Sectiorate führen, da bei risikoreichen Situationen die Entscheidung weniger häufig zur Durchführung einer Sectio caesarea führt.

Hinsichtlich der Krankenhausfinanzierung muss der Investitionsstau in Deutschland von mindestens 2,6 Milliarden Euro[114] jährlich ein erster Ansatzpunkt sein, um die langfristige Existenz der Krankenhäuser sichern zu können und auch den wirtschaftlichen Druck, der auf den deutschen Kliniken lastet, herausnehmen zu können, damit beispielsweise klinikorganisatorische Gründe für die Durchführung einer Sectio caesarea weniger ins Gewicht fallen und letztendlich der Patient nicht der Leidtragendende ist. Andererseits sorgt ein gewisser wirtschaftlicher Druck für mehr Wirtschaftlichkeit. Vor allem das DRG-System fördert in diesem Zusammenhang den Wettbewerb zwischen einzelnen Kliniken, das somit auch Räume für eine Qualitätssteigerung in der stationären Versorgung ermöglicht. Durch dieses einheitliche System wird darüber hinaus die Vergleichbarkeit sowie die Transparenz und vor allem die Effizienz erhöht.[115] Besonders innerhalb einzelner Regionen wurde durch das DRG-System die Preisgestaltung direkt vergleichbar und auch für Leistungserbringer und Kostenträger deutlich transparenter. In diesem sogenannten „lernenden DRG-System" wird zusätzlich die Aktualität der Preise jährlich angepasst, was kontemporären volkswirtschaftlichen Entwicklungen

---

[110] Vgl. Deutscher Bundestag: Entwicklung der Kaiserschnittrate in Deutschland, 2017, S. 8.

[111] Vgl. World Bank: Fertility rate, total (births per woman), 2017, www.data.worldbank.org.

[112] Vgl. Statistisches Bundesamt: Bevölkerung Deutschlands bis 2060, 2015, S. 22.

[113] Vgl. Lauer J. A. et al.: Determinants of caesarean section rates in developed countries, 2010, S. 9.

[114] Vgl. Augurzky B. et al.: Krankenhaus Rating Report, 2017, S. 9.

[115] Vgl. Clade H.: Krankenhäuser: Verschärfter Wettbewerb, 2005, S. 3229.

gerecht wird.[116] Ein entscheidender Faktor des Erfolgs eines Krankenhauses bleibt letztendlich die Qualität. Struktur-, Prozess- und Ergebnisqualität sind dabei entscheidende Kriterien bei der Unterscheidung von Klinikleistungen, wie beispielsweise bei einer Sectio caesarea. Jedoch ist nicht nur das Qualitätsmanagement eines Krankenhauses ein essentieller Erfolgsfaktor, sondern auch ein erfolgreiches Marketing ist für den Unternehmenserfolg unabdingbar. Die Preispolitik wird dabei durch das DRG-System reguliert und bietet nur sehr begrenzte Einflussmöglichkeiten seitens des Krankenhauses (beispielsweise durch Upcoding). Marketingstrategisch ist daher umso wichtiger die Kommunikationspolitik des Krankenhauses und vor allem die Produktpolitik, also die Qualität der einzelnen Krankenhausleistungen. Folglich sind unnötig durchgeführte Sectiones caesarea mit etwaigen negativen Folgen für Mutter und Kind in diesem Segment als schlechte Marketingmaßnahmen anzusehen.

In Bezug auf die ökonomischen Anreize ist hinsichtlich der klinikorganisatorischen Gründe zu beachten, dass aus der betriebswirtschaftlichen Perspektive der Klinik nicht unbedingt ein monetärer Anreiz erforderlich ist, um eine optimale Allokation der Ressourcen Infrastruktur und Personal begründen zu können. Vor dem Hintergrund, dass nur etwa vier Prozent der Entbindungen auf den Zeitpunkt des errechneten Geburtstermins fallen, ist das Vorziehen einer im höchsten Grad planbaren primären Sectio caesarea gegenüber einer relativ ungeplanten Spontangeburt absolut nachvollziehbar.[117] Außerdem sollten auch Anreize für das Personal geschaffen werden, außerhalb der Kernarbeitszeiten zu arbeiten, damit die Kernarbeitszeit kein ausschlaggebendes Argument mehr für die häufigere Durchführung von Sectiones caesarea darstellt.

Die zumindest einmalige Inanspruchnahme von Hebammendienstleistungen während der Gestation zeigt eine leichte Reduzierung der Sectiorate in Deutschland. Es zeigt sich zudem eine Erhöhung der Wahrscheinlichkeit einer vaginalen Entbindung, wenn die Geburtshilfe nicht ärztlich, sondern durch eine Hebamme geleitet wird. Auch bei einer 1:1-Betreuung durch die Hebamme während der Entbindung, ist die Wahrscheinlichkeit für eine Sectio caesarea geringer bzw. die Wahrscheinlichkeit für eine vaginale Entbindung höher.[118] Da eine niedrige Hebammendichte also mit einer häufigeren Durchführung von Sectiones caesarea korreliert, sollte der Hebammenberuf attraktiver gemacht und die Arbeitsbedingungen für Angehörige dieses Berufs verbessert werden. Durch diese Maßnahmen könnte eine höhere Hebammendichte erzielt und zugleich die Sectiorate in betreffenden Regionen verringert werden.

Da es sich bei Gesundheitsdienstleistungen um personenbezogene Dienstleistungen in besonderer Art handelt, dürfen klinikorganisatorische Gründe allein schon aus ethischen Aspekten nicht derselben Logik wie bei sachbezogenen Dienstleistungen zugrunde liegen. Auch hier besteht weiterhin Forschungsbedarf und seitens des Gesetzgebers vor allem Handlungsbedarf, um die negativen Folgen der Ökonomisierung der Medizin eindämmen zu können.

Bei Belegärzten bzw. Belegfachabteilungen sind die Folgen der Ökonomisierung der Medizin ebenfalls erkennbar. So stellen auch Kolip et al. fest, dass ein deutlicher Zusammenhang zwischen der Organisationsart einer (geburtshilflichen) Abteilung (Hauptfachabteilung oder Belegfachabteilung) besteht. Im Modell erklären demnach die geburtshilflichen Belegfachabteilungen 14 Prozent der Varianz der primären Sectiorate.[119] Hauptfachabteilungen und Belegfachabteilungen in Krankenhäusern werden ungleich behandelt, was auf die verschiedenen Abrechnungssysteme zurückzuführen ist. Haupt-

---

[116] Vgl. Statistisches Bundesamt: Anzahl der Krankenhäuser, 2017, www.statista.de.

[117] Vgl. Jukic et al.: Length of human pregnancy, 2013, S. 2848.

[118] Vgl. Albrecht M. et al.: Versorgungs- und Vergütungssituation in der außerklinischen Hebammenhilfe, 2012, www.bmg.bund.de.

[119] Vgl. Kolip P., Nolting H.-D., Zich K.: Kaiserschnittgeburten, 2012, S. 62.

fachabteilungen rechnen mithilfe des DRG-Systems und seinen offenen Leistungskatalog ab, wohingegen Belegfachabteilungen bzw. Belegärzte mit dem EBM und seinen restriktiven Bedingungen der Kassenärztlichen Vereinigungen abrechnen. Belegärzte arbeiten daher oftmals unter der Kostendeckung und sind noch mehr als Hauptfachabteilungen von einer planbaren und möglichst wirtschaftlichen Behandlung der Patienten abhängig. Der Gesetzgeber ist auch hier gefordert, um angemessene Bedingungen für kostendeckendes Arbeiten der Belegärzte zu schaffen.

Das DRG-System spielt eine entscheidende Rolle bei der Bewertung der ökonomischen Anreize für die Leistungserbringung in den deutschen Kliniken, da dies das allgemeine Abrechnungssystem der Kliniken darstellt. Um die bestehenden ökonomischen Fehlanreize bei Sectiones caesarea zu minimieren und eine daraus mögliche Verringerung der Sectiorate herbeiführen zu können, ist ein Ansatzpunkt bei der Berechnung der DRGs zu setzen. Dabei kommt den Relativgewichten und den Landesbasisfallwerten eine besondere Bedeutung zu. Da die Relativgewichte den ökonomischen Aufwand widerspiegeln, sollten diese zumindest bei den DRGs bezüglich der vaginalen Entbindung angepasst und ggf. nach oben korrigiert werden. Somit könnten schließlich die Kosten einer Spontangeburt gedeckt und ansatzweise ähnliche Gewinne wie bei Sectiones caesarea erzielt werden. Laut den Berechnungen von Hornemann et al. müsste sich das Ergebnis bei einer Spontangeburt um 580 Euro erhöhen, um den gleichen Gewinn wie bei einer Sectio caesarea erzielen zu können. Gemäß den Berechnungen von Heer et al. müsste sich das Ergebnis bei der Spontangeburt um 1.349,34 Euro erhöhen. Nicht nur das Relativgewicht ist dabei ausschlaggebend, sondern auch eine Anpassung der Landesbasisfallwerte ist notwendig. Da die Landesbasisfallwerte jährlich zwischen den Vertretern der Krankenkassen und der Krankenhäuser auf Landesebene verhandelt werden, ist eine bundesweite Vereinheitlichung nur schwer möglich. Es wurde zwar mit dem Bundesbasisfallwert (BBFW) ein Korridor bei den Landesbasisfallwerten von + 2,5 Prozent bis - 1,25 Prozent[120] beschlossen, um Ausreißern entgegenzuwirken – jedoch ist ein tatsächlicher Bundesbasisfallwert, der für alle Bundesländer gilt, wünschenswert. Eine Aufteilung dieses Bundesbasisfallwerts in Ost und West bzw. in neue und alte Bundesländer, wie es auch schon in anderen Bereichen (z. B. bei Tariflöhnen und Renten) der Fall ist, ist durchaus denkbar. Mit einer solchen Anpassung könnten vielerlei Fehlanreize ausgeglichen und bundesweit einheitliche Wettbewerbsvoraussetzungen für die deutschen Kliniken geschaffen werden. So würden auch am konkreten Beispiel der Sectio caesarea, die durchgeführten Schnittentbindungen die Spontangeburten im Klinikbetrieb nicht mehr subventionieren.

Kritisch ist sowohl die in dieser Arbeit vorgestellte Studie von Hornemann et al. als auch die Studie von Heer et al. zu sehen. Zum einen werden bei beiden Studien nur die direkten Kosten in die Berechnungen miteinbezogen. Die indirekten Kosten stellen dabei jedoch einen nicht zu vernachlässigenden Anteil an den Gesamtkosten dar. Dazu zählen beispielsweise die Vorhalte- oder die Dokumentationskosten. So kommt Heer et al. zu dem Schluss, dass sowohl bei Spontangeburten als auch bei Sectiones caesarea eine Kostendeckung bzw. ein Deckungsbeitrag nicht gegeben ist, wenn Vorhalte- und Dokumentationskosten in die Berechnungen mit einfließen.[121] Außerdem ist festzustellen, dass beide Studien vor der Änderung der DRG hinsichtlich der primären Sectio caesarea im Jahr 2010 veröffentlicht wurden und somit nicht die aktuelle Situation widerspiegeln können. Mit der Änderung dieser DRG wurden ökonomische Fehlanreize bei primären Sectiones caesarea weiter verringert. So zeigt eine aktuellere Datenanalyse, dass eine Fallzahlsteigerung bei Entbindungen nicht ratsam ist, da sich vor allem die Infrastrukturkosten degressiv verhalten und umgelegt werden müssen.

---

[120] Vgl. GKV-Spitzenverband: Bundesbasisfallwert, 2017, www.gkv-spitzenverband.de.

[121] Vgl. Antony K. et al.: Der primäre Kaiserschnitt, 2017, S. 65.

Auf ein gegenteiliges Ergebnis kommen hingegen Hildebrandt et al., demnach eine ausschließliche Konzentration auf Sectiones caesarea oder pathologische Gestationen zu einem negativen Betriebsergebnis führen und „[...] die vaginalen Geburten (nicht Sectiones) [diejenigen] sind, welche im aktuellen DRG-System kostendeckend abgebildet sind."[122] Dabei handelt es sich jedoch lediglich um theoretische Berechnungsmodelle, die nicht praxiserprobt sind und sich daher nur für betriebswirtschaftliche Kalkulationen eignen. Aus betriebswirtschaftlicher Sicht erscheint es für Kliniken daher sinnvoll, eine Vielzahl an Gestationen bzw. an werdenden Müttern mit niedrigem Risikoprofil zu behandeln, damit eine Kostendeckung gegeben ist.[123]

Es ist auffällig, dass Studien vor der Änderung der entsprechenden DRGs im Jahr 2010 ökonomische Fehlanreize für die Leistungserbringer feststellen, wohingegen Studien nach dem Jahr 2010 gegenteilige Aussagen treffen. Somit ist zu vermuten, dass die ökonomischen Fehlanreize durch die Anpassung der DRGs minimiert wurden. Dies bestätigt auch Knape:

> *„Die Gegenüberstellung der Kosten und Erlöse zeigt vor Einführung der DRG für primäre Sectiones für die geplante Sectio gegenüber einer Spontangeburt eine Gewinndifferenz (in Abhängigkeit von dem zugrunde gelegten Basisfallwert) von 37,90 bis 153,20 Euro (2009), während nach Einführung der DRG O01H sich die Spontangeburt als betriebswirtschaftlich rentabler darstellt und die Gewinndifferenz einen Betrag zwischen 74,90 Euro und 149,60 Euro (2010) zugunsten der Spontangeburt ausmacht."*[124]

Es ist also davon auszugehen, dass bei Sectiones caesarea keine monetären Anreize gegenüber Spontangeburten bestehen. Eine allgemeine Aussage lässt sich anhand der dargelegten Studien dennoch nicht eindeutig treffen, da diesen die unterschiedlichen Kosten der einzelnen Kliniken zugrunde liegen. Ebenso lassen sich die in den Studien angeführten Kosten und ihre jeweiligen Bewertungen nur teilweise nachvollziehen.

Ein weiterer Beleg für den Rückgang des Anteils primären Sectiones caesarea an der gesamten Sectiorate und des damit einhergehenden geringeren monetären Anreizes seit dem Jahr 2010 zeigen die Versichertendaten der BARMER-GEK und die Daten der Krankenhausstatistik.[125] Aus diesen Daten lässt sich jedoch nicht ableiten, dass die verminderten Vergütungsanreize die einzige erklärende Unbekannte für den Rückgang der primären Sectiones caesarea sind, da die Einflussfaktoren zu vielfältig sind und eine gemeinsamen Betrachtung unterliegen. Vergütungsanreize für die Leistungserbringer ergeben sich aus der Relation der verschiedenen Geburtsmodi. Seit der Änderung der DRGs für die primäre Sectio caesarea im Jahr 2010, die nunmehr geringer bewertet werden als vorher, wird zunehmend eine Verschiebung der monetären Anreize zu sekundären Sectiones caesarea hin diskutiert. Daraus lässt sich möglicherweise ein strategisches Verhalten der Krankenhäuser ableiten, das sich beispielsweise im sogenannten Upcoding bei den DRGs widerspiegelt. Im zeitlichen Zusammenhang lässt sich daher die sprunghafte Zunahme der sekundären Sectiones caesarea nur durch Fehlanreize gesteuertes Upcoding erklären. Durch das Upcoding wird das Ziel verfolgt, eine höher vergütete DRG abzurechnen und somit höhere Erlöse erzielen zu können.

---

[122] Vgl. Hildebrandt T. et al.: Einflüsse des Leistungsspektrums auf die Erlössituation und Finanzierbarkeit, 2013, S. 783.

[123] Vgl. Hildebrandt T. et al.: Einflüsse des Leistungsspektrums auf die Erlössituation und Finanzierbarkeit, 2013, S. 783.

[124] Vgl. Knape N.: Sectio versus Spontangeburt: ökonomische Aspekte, 2010, S. 176.

[125] Vgl. Antony K. et al.: Der primäre Kaiserschnitt, 2017, S. 67.

Die weiterhin steigende Rate der primären Sectiones caesarea am Anteil der gesamten Sectiorate in den Belegfachabteilungen stützt die Argumentation hinsichtlich der Bedeutung von klinikorganisatorischen Gründen, wie beispielsweise der Planbarkeit.[126] Bei werdenden Müttern hingegen ist anzunehmen, dass die Planbarkeit der Entbindung kein besonders schwerwiegendes Argument bei der Wahl des Geburtsmodus ist.[127]

Bei vielen Maßnahmen erfordert es regulatorische Maßnahmen seitens des Gesetzgebers, um die Sectiorate dauerhaft senken zu können. Dass solche Maßnahmen erfolgreich sein können, zeigt beispielsweise eine ökonometrische Analyse von 25 hochentwickelten Ländern. Demnach geht eine geringere Sectiorate mit einer Steigerung der öffentlichen Ausgaben im Gesundheitswesen einher. Zudem steht die Anzahl der Krankenhäuser sowie die Anzahl der Krankenhausbetten (jeweils pro 100.000 Einwohner) in einem Land in einem positiven Zusammenhang mit der Sectiorate.[128] Dies widerlegt die These von Lauer et al., dass eine höhere Versorgungs- bzw. Angebotsdichte (zumindest im stationären Bereich) eine größere Inanspruchnahme zur Folge hat. Die internationale Analyse von diesen 25 hochentwickelten Ländern widerlegt also die Behauptung, dass eine Erhöhung der Anzahl der Krankenhäuser und die der Krankenhausbetten zu einer signifikanten Steigerung der Sectiorate führt. Da die Anzahl der deutschen Kliniken in den nächsten Jahren mit großer Wahrscheinlichkeit weiter sinken wird, sind ausgehend von diesen zwei unterschiedlichen Thesen auch zwei Szenarien möglich. Der These von Lauer et al. zufolge wird die zukünftige niedrigere (stationäre) Versorgungsdichte zu einem Rückgang der Sectioraten beitragen. Der gegenteiligen These zufolge wird die niedrigere Angebotsdichte zu einer Erhöhung der Sectioraten beitragen.

Aus der vorangegangenen Situationsbeschreibung sind die Auswirkungen der im Jahr 2010 vorgenommenen Änderungen in der Vergütung im DRG-System weiter zu beobachten. Dabei sind nicht nur die DRGs der primären und sekundären Sectio caesarea zu beobachten, sondern auch die der Spontangeburt. Das Zusammenspiel der einzelnen Geburtsmodi hinsichtlich der Vergütung ist somit umfassend und im Kontext weiter zu verfolgen. Besonderer Forschungsbedarf ist außerdem bei der Vorgehensweise beim Vorliegen von sogenannten „weichen" bzw. relativen Indikationen vorhanden. Inwieweit sich diese Veränderungen im DRG-System auf die Sectiorate auswirken, ist ebenfalls weiter zu beobachten. Vertiefend dazu sollten zudem auch die jeweilige Versorgungsstufe und die Qualität der Krankenhäuser bzw. der Krankenhausleistungen im Hinblick auf die Gründe für die regionalen Variationen analysiert werden. Die Qualität könnte dabei beispielsweise am Outcome der Mutter und des Kindes gemessen werden.

Aus den Studien ist herzuleiten, dass Kliniken primär aufgrund betriebswirtschaftlicher Anreize und nicht aus volkswirtschaftlichen Motiven heraus handeln. Aus diesem Grund stellen die volkswirtschaftlichen Anreize einen eher zu vernachlässigenden Anteil der gesamtökonomischen Anreize für die Leistungserbringung in den deutschen Kliniken dar. Dennoch ist diesbezüglich ein enormes Einsparpotential vorhanden. Von den insgesamt 359,1 Milliarden Euro[129] der Gesundheitsausgaben in Deutschland im Jahr 2016 sind 72,95 Milliarden Euro in der GKV dem Leistungsbereich der Kranken-

---

[126] Vgl. Kolip P., Nolting H.-D., Zich K.: Kaiserschnittgeburten, 2012, S. 32.

[127] Vgl. Lauer J. A. et al.: Determinants of caesarean section rates in developed countries, 2010, S. 9.

[128] Vgl. Lauer J. A. et al.: Determinants of caesarean section rates in developed countries, 2010, S. 9.

[129] Vgl. Statistisches Bundesamt: Gesundheitsausgaben, 2017, www.destatis.de.

hausbehandlungen zuzuordnen.[130] 20,31 Prozent der Gesundheitsausgaben in Deutschland gehen also auf Krankenhausbehandlungen zurück. Werden lediglich die Ausgaben der GKV betrachtet, so beträgt dieser Anteil im Jahr 2016 sogar 34,68 Prozent. Angesichts der oft diskutierten Kostenexplosion im Gesundheitswesen, ist die Verringerung von unnötigen Krankenhausbehandlungen wünschenswert. Zwar spiegeln die unnötigerweise durchgeführten Sectiones caesarea nur einen kleinen Anteil der vermeidbaren Behandlungen wider, diese ergeben jedoch in Kombination mit anderen Kostenverursachern eine enorme Belastung für das deutsche Gesundheitswesen. Vor dem Hintergrund, dass nur jede zehnte Sectio caesarea überhaupt notwendig ist, jedoch jede dritte Entbindung mithilfe dieses operativen Eingriffs vollzogen wird, stellt die Reduzierung der Sectiorate ein nicht zu vernachlässigendes Einsparpotential dar. Werden die kurz-, mittel-, und langfristigen Folgen bei der Feststellung der Kosten ebenfalls miteinbezogen, so fallen die entstehenden Kosten noch viel höher aus. Aufgrund mangelnder wissenschaftlicher Erkenntnislage lassen sich die Folgen derzeit nur in sehr beschränktem Maße in einen kausalen Zusammenhang mit der Durchführung von Sectiones caesarea stellen.

Die von der WHO als ideal empfundene Sectiorate von 15 Prozent ist auf Industriestaaten nicht anwendbar. Die von Feige empfohlenen maximal 20 Prozent der Sectiorate stellen dahingegen eine realistischere Einschätzung für Industriestaaten dar und sollten auf nationaler Ebene als Zielvorgabe kommuniziert werden.

Der internationale Vergleich fällt schwer, da zwischen den einzelnen Staaten hinsichtlich der Methodik bei der Datenerhebung und -aufbereitung Unterschiede bestehen. Dies verdeutlicht beispielsweise die Vorgehensweise in Großbritannien, bei denen lediglich die in öffentlichen Kliniken durchgeführten Entbindungen in die Statistik aufgenommen werden.

Auf den ersten Blick erscheint das Nachbarland Niederlande als Vorbild für eine adäquate Sectiorate. Lediglich 15,9 Prozent (2015) der Entbindungen werden dort via Sectio caesarea durchgeführt. Obwohl der Trend europaweit zur Entbindung in Kliniken geht, herrscht in den Niederlanden eine Besonderheit. Dort werden mit einer Geburtenrate von 1,71[131] Lebendgeborene pro 1.000 Einwohner nicht nur mehr Kinder geboren, sondern auch mit etwa 30 Prozent die meisten Hausgeburten in Europa durchgeführt.[132] Zum Vergleich: in Deutschland wurden im Jahr 2009 nur circa zwei Prozent der Entbindungen außerhalb einer Klinik durchgeführt. Dabei wurden circa 15 Prozent der werdenden Mütter aufgrund von Komplikationen später noch in ein Krankenhaus verlegt.[133] In einer Studie aus dem Jahr 2010 wurde festgestellt, dass die Niederlande zwar eine der niedrigsten Sectioraten hat, dort jedoch auch gleichzeitig die höchste fetale Mortalitätsrate (7,0 pro 1.000 Lebendgeburten) nach Frankreich und die höchste neonatale Sterblichkeitsrate (3,0 pro 1.000 Lebendgeburten) in Europa zu verzeichnen ist.[134] Die Gründe für diese hohen Raten gehen auf Einflussfaktoren des niederländischen Gesundheitssystems zurück. Demnach ist eine konservative und minimal invasive Vorgehensweise in der perinatalen Behandlung für die hohen Mortalitätsraten ausschlaggebend, sodass beispielsweise Fehlbildungen der Kinder seltener entdeckt werden.[135] Das Beispiel Niederlande zeigt, dass in den einzelnen Ländern unterschiedliche

[130] Vgl. GKV-Spitzenverband: Ausgaben für einzelne Leistungsbereiche, 2017, www.gkv-spitzenverband.de.

[131] Vgl. World Bank: Fertility rate, total (births per woman), 2017, www.data.worldbank.org.

[132] Vgl. de Jonge A. et al.: Perinatal mortality and morbidity, 2009, S. 1177.

[133] Vgl. QUAG: Qualitätsbericht – Außerklinische Geburtshilfe, 2014, S. 34.

[134] Vgl. Mohangoo A. D. et al.: Higher perinatal mortality in The Netherlands than in other European countries, 2008, S. 2718.

[135] Vgl. Erasmus MC: Care given during pregnancy and childbirth can and should be improved, 2010, www.erasmusmc.nl.

Faktoren für die Höhe der jeweiligen Sectiorate ausschlaggebend sind und daher nicht exakt mit dem deutschen Gesundheitswesen vergleichbar sind.

7 Fazit und Ausblick

Zusammenfassend kann für die Leistungserbringung in den deutschen Kliniken festgestellt werden, dass in der medizinischen Praxis zum Teil ungerechtfertigte Variationen hinsichtlich des Geburtsmodus existieren. Diese regionalen Unterschiede entstehen durch eine Vielzahl von Einflussfaktoren, die bisher nur unzureichend oder nicht umfassend untersucht wurden.

So bestehen bei der Indikationsstellung zur Sectio caesarea deutliche Unterschiede, die durch die Entwicklung von evidenzbasierten Leitlinien von den entsprechenden Fachgesellschaften und deren konsequente Anwendung durch die Leistungserbringer minimiert werden müssen. Gesamtgesellschaftliche und sehr persönliche Einflussfaktoren bei der Entscheidungsfindung zur Durchführung einer Sectio caesarea sind nur mit einem verbesserten Informations- und Beratungsangebot unabhängiger Einrichtungen zum Themenkomplex Schwangerschaft und Entbindung zu begegnen.

Die Folgen der Ökonomisierung der Medizin werden besonders innerhalb der deutschen Kliniken deutlich. Aus betriebswirtschaftlicher Perspektive ist der optimale Ressourceneinsatz innerhalb des Klinikbetriebes logisch und bedarf keines monetären Anreizes. Eine optimale Auslastung der OP-Kapazitäten ist nur mit geplanten primären Sectiones caesarea möglich. Die klinikorganisatorischen Gründe werden vor allem mit der Beobachtung belegt, dass zu Beginn und Ende der Werkwoche höhere Sectioraten zu verzeichnen sind. Das gleiche Prinzip gilt auch für die Belegärzte bzw. Belegfachabteilungen in den Kliniken, die zu planbaren primären Sectiones caesarea tendieren, um überhaupt kostendeckend arbeiten zu können. Nicht nur bei den Belegfachabteilungen, sondern auch in den Hauptfachabteilungen herrscht daher Handlungsbedarf seitens der zuständigen Institutionen. Die nach dem DRG-System abrechnenden Hauptfachabteilungen und die Krankenhäuser selbst stehen unter einem massiven Wettbewerbs- und Kostendruck. Inwiefern sich zukünftig durch die Schließung weiterer Krankenhäuser die Sectiorate verändern wird, ist weiter zu beobachten.

Es ist festzustellen, dass vor der Änderung der DRGs zur primären Sectio caesarea im Jahr 2010 durchaus ökonomische Fehlanreize existierten, die aufgrund der höheren Rentabilität gegenüber Spontangeburten zu einer häufigeren Durchführung von medizinisch unnötigen Sectiones caesarea führten. Nach dem Jahr 2010 gibt es Hinweise, dass die verringerten Fehlanreize in Kombination mit anderen Variablen zu einem Rückgang der primären Sectiorate führen – seither jedoch eine Verschiebung der monetären Anreize hin zu sekundären Sectiones caesarea zu konstatieren sind. Wirksame Maßnahmen zur Verringerung der Sectioraten könnten daher ein einheitlicher Basisfallwert auf Bundesebene und eine Anpassung der Relativgewichte sein, um die betriebswirtschaftlichen Nachteile der Spontangeburt abzumildern. Ökonomische Anreize sind bei der Entscheidung für eine Sectio caesarea seitens der Leistungserbringer also nachweislich vorhanden. Diese lassen sich jedoch nicht primär aus den höheren Erlösen durch das DRG-System ableiten, sondern sind vor allem wegen der Planbarkeit der Sectiones caesarea attraktiv, da sich Beginn, Dauer und der tatsächliche Ressourceneinsatz vorhersehen lassen. In welcher Größenordnung sich eine Verringerung der Sectiorate durch eine Minimierung oder Eliminierung der ökonomischen Anreize in den deutschen Kliniken herbeiführen lassen könnte, erweist sich allein schon wegen des nur schwer messbaren kausalen Zusammenhangs beider Aspekte als äußerst schwierig.

Volkswirtschaftliche Anreize sind bei der Beurteilung der gesamtökonomischen Anreize für die Leistungserbringung in den deutschen Kliniken von geringer Bedeutung. Angesichts der Tatsache, dass über ein Drittel der GKV-Ausgaben auf Krankenhausbehandlungen zurückzuführen sind, ergibt sich durch die Reduzierung von Fehlanreizen ein enormes Einsparpotential. Auch bisher nicht ausreichend untersuchte kurz-, mittel- und langfristige physische und psychische Folgen einer Sectio caesarea für Mutter und Kind sind bisher nur unzureichend untersucht und in diesem Kontext volkswirtschaftlich nur schwer abzuschätzen.

Im internationalen Vergleich liegt die Sectiorate Deutschlands über dem OECD-Durchschnitt. Länder mit niedrigen Sectioraten können Deutschland nur bedingt als Vorbild dienen, da sich die Gesundheitssysteme hinsichtlich der Regulierung, der Finanzierungs-, der Versicherten- und der Leistungserbringerstruktur nur schwer vergleichen lassen. Eine internationale Vergleichbarkeit der DRG-basierten Vergütungssysteme zwischen den Ländern ist notwendig, damit eine faire Vergütung sichergestellt ist und die Optimierung der nationalen DRG-Systeme weiter vorangetrieben werden kann.

Eine allumfassende Lösung zur Verringerung der Sectiorate, die alle Faktoren berücksichtigt, lässt sich aus den gewonnenen Erkenntnissen nicht finden. Die Verflechtung der einzelnen Gesundheitssysteme miteinander könnte als Grundlage für breitere und tiefergehende Forschungsbestrebungen zur Identifizierung der ökonomischen Anreize in DRG-Systemen dienen, um wirtschaftliche Fehlanreize weiter minimieren und die Effizienz der Gesundheitssysteme erhöhen zu können.

Anhang

Tabelle A1: Bundesweite und bundeslandspezifische Spontangeburtenraten in deutschen Kliniken zwischen 2004 und 2010

	2004	2005	2006	2007	2008	2009	2010
DE	67,8%	67,1%	66,1%	65,3%	64,3%	62,9%	62,2%
BW	66,2%	65,3%	64,9%	64,7%	62,4%	60,7%	59,8%
BY	66,9%	65,9%	64,0%	63,3%	61,9%	60,8%	61,0%
BE	71,9%	70,7%	67,9%	67,4%	65,9%	65,2%	64,8%
BB	74,8%	73,6%	71,8%	69,3%	67,4%	67,8%	66,5%
HB	65,9%	69,6%	65,5%	64,3%	62,2%	64,0%	64,9%
HH	67,2%	62,6%	66,7%	66,4%	66,1%	65,9%	64,3%
HE	65,3%	64,2%	64,3%	63,5%	62,1%	60,6%	60,2%
MV	72,2%	71,7%	70,2%	70,0%	67,7%	67,4%	65,1%
NI	67,8%	66,7%	66,0%	64,7%	64,6%	62,0%	62,2%
NW	66,6%	66,5%	65,4%	63,3%	63,6%	61,8%	60,6%
RP	64,8%	66,7%	64,9%	65,7%	64,2%	62,1%	60,2%
SL	59,8%	61,6%	60,6%	59,2%	56,9%	55,1%	56,1%
SN	75,1%	73,6%	72,6%	75,1%	73,5%	72,5%	72,4%
ST	75,8%	74,5%	74,0%	73,5%	71,2%	70,3%	68,4%
SH	70,0%	68,0%	65,0%	65,0%	62,0%	61,3%	60,5%
TH	71,6%	72,8%	71,8%	70,4%	70,9%	69,9%	68,2%

Tabelle A2: Bundesweite und bundeslandspezifische Spontangeburtenrate in deutschen Kliniken zwischen 2011 und 2016

	2011	2012	2013	2014	2015	2016
DE	61,7%	62,0%	61,8%	61,9%	62,6%	63,2%
BW	59,5%	59,3%	60,4%	60,9%	61,2%	62,6%
BY	60,2%	61,0%	60,5%	60,3%	61,5%	61,2%
BE	64,3%	63,6%	63,0%	63,2%	63,9%	64,2%
BB	68,0%	69,1%	68,7%	69,0%	69,8%	69,6%
HB	63,1%	61,0%	61,6%	62,4%	63,7%	64,2%
HH	59,9%	60,9%	58,7%	60,8%	59,5%	60,1%
HE	59,7%	59,6%	60,1%	60,2%	61,0%	61,6%
MV	66,6%	66,6%	66,8%	65,4%	65,9%	65,6%
NI	61,3%	62,4%	61,7%	62,1%	63,3%	64,7%
NW	60,9%	61,2%	60,7%	60,7%	61,6%	62,7%
RP	58,6%	59,1%	60,8%	60,6%	60,3%	61,5%
SL	54,5%	54,7%	53,8%	52,9%	55,2%	55,7%
SN	72,1%	71,1%	70,9%	70,7%	71,0%	70,8%
ST	66,9%	66,4%	66,4%	66,3%	65,8%	65,1%
SH	60,4%	62,6%	61,5%	61,3%	61,5%	62,1%
TH	68,7%	68,6%	67,5%	68,6%	69,0%	70,5%

Tabelle B1: Bundesweite und bundeslandspezifische Sectioraten in deutschen Kliniken zwischen 2004 und 2010

	2004	2005	2006	2007	2008	2009	2010
DE	26,8%	27,6%	28,6%	29,3%	30,2%	31,3%	31,9%
BW	28,1%	28,9%	29,3%	29,4%	31,3%	32,7%	33,4%
BY	27,6%	28,5%	30,4%	30,8%	32,2%	33,1%	32,7%
BE	20,7%	21,9%	24,1%	24,3%	25,7%	26,6%	27,3%
BB	20,6%	21,3%	23,6%	26,1%	27,3%	26,3%	28,3%
HB	28,8%	26,1%	29,5%	30,4%	33,0%	31,3%	29,6%
HH	26,9%	30,1%	27,6%	27,8%	28,1%	28,0%	29,5%
HE	29,8%	30,9%	31,5%	31,8%	32,9%	34,0%	34,2%
MV	23,0%	23,4%	24,7%	25,2%	27,6%	27,9%	30,2%
NI	27,0%	28,1%	28,7%	29,8%	29,8%	32,3%	32,6%
NW	27,9%	28,6%	29,6%	31,6%	31,4%	32,5%	33,6%
RP	30,8%	29,1%	30,4%	29,9%	31,3%	32,6%	34,8%
SL	33,6%	32,1%	33,2%	35,5%	36,8%	38,4%	36,6%
SN	19,9%	21,0%	22,2%	20,0%	21,7%	22,6%	22,9%
ST	20,6%	22,2%	22,5%	23,5%	25,3%	26,0%	27,3%
SH	24,9%	27,2%	30,3%	29,8%	32,4%	32,8%	33,5%
TH	24,7%	23,2%	23,9%	25,5%	25,7%	26,1%	27,6%

Tabelle B2: Bundesweite und bundeslandspezifische Sectioraten in deutschen Kliniken zwischen 2011 und 2016

	2011	2012	2013	2014	2015	2016
DE	32,2%	31,9%	31,8%	31,8%	31,1%	30,5%
BW	33,5%	33,6%	32,6%	32,3%	31,7%	30,6%
BY	33,3%	32,4%	32,6%	33,0%	31,8%	32,2%
BE	27,5%	27,7%	28,2%	28,1%	27,8%	27,4%
BB	27,3%	26,1%	26,7%	26,4%	25,6%	25,5%
HB	31,9%	33,2%	31,8%	31,5%	30,5%	30,0%
HH	33,1%	33,1%	34,0%	33,0%	33,7%	31,9%
HE	34,7%	34,6%	33,9%	33,8%	32,8%	32,6%
MV	28,7%	29,0%	28,1%	29,4%	29,1%	29,4%
NI	32,9%	32,0%	32,6%	32,6%	30,9%	29,9%
NW	33,1%	32,9%	33,1%	32,8%	31,9%	30,9%
RP	35,8%	35,5%	33,6%	33,5%	33,5%	32,7%
SL	38,2%	37,2%	38,1%	40,2%	38,5%	38,4%
SN	23,2%	23,7%	23,8%	24,2%	24,0%	23,8%
ST	28,7%	29,7%	29,3%	29,6%	30,1%	31,1%
SH	33,7%	31,8%	33,0%	33,1%	32,9%	31,9%
TH	27,4%	26,8%	28,1%	27,3%	26,6%	25,3%

Tabelle C1: Bundesweite Spontangeburten- und Sectioraten in deutschen Kliniken zwischen 2004 und 2010

	2004	2005	2006	2007	2008	2009	2010
Spontangeburten	67,8%	67,1%	66,1%	65,3%	64,3%	62,9%	62,2%
Sectiones caesarea	26,8%	27,6%	28,6%	29,3%	30,2%	31,3%	31,9%

Tabelle C2: Bundesweite Spontangeburten- und Sectioraten in deutschen Kliniken zwischen 2011 und 2016

	2011	2012	2013	2014	2015	2016
Spontangeburten	61,7%	62,0%	61,8%	61,9%	62,6%	63,2%
Sectiones caesarea	32,2%	31,9%	31,8%	31,8%	31,1%	30,5%

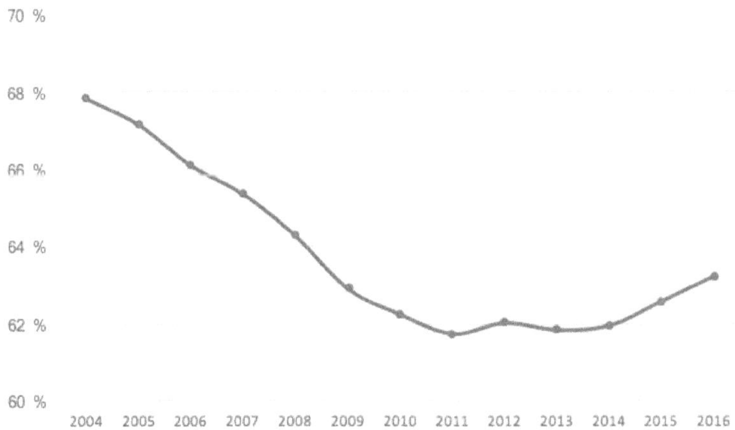

Abbildung C3: Bundesweite Spontangeburtenraten in deutschen Kliniken zwischen 2004 und 2016

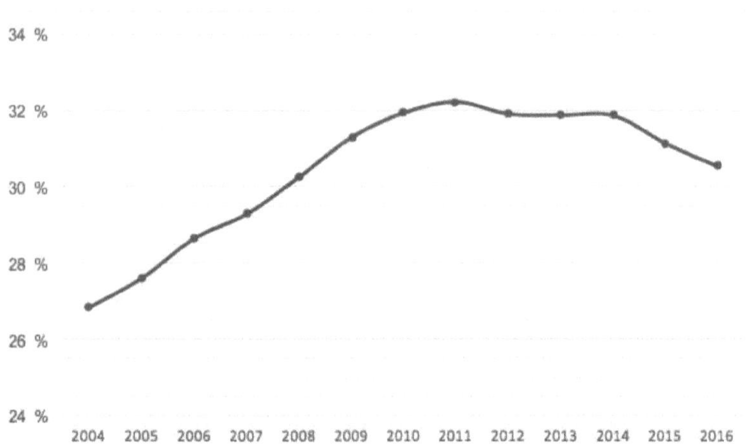

Abbildung C4: Bundesweite Sectioraten in deutschen Kliniken zwischen 2004 und 2016

Abbildungsverzeichnis

Tabellenverzeichnis

Abkürzungsverzeichnis

AQUA	Institut für angewandte Qualitätsförderung und Forschung im Gesundheitswesen GmbH
AWMF	Arbeitsgemeinschaft der Wissenschaftlichen Medizinischen Fachgesellschaften e.V.
BÄK	Bundesärztekammer
BBFW	Bundesbasisfallwert
BMI	Body-Mass-Index
BZgA	Bundeszentrale für gesundheitliche Aufklärung
DGGG	Deutsche Gesellschaft für Gynäkologie und Geburtshilfe
DKG	Deutsche Krankenhausgesellschaft e.V.
DRG	Diagnosis Related Groups
EBM	Einheitlicher Bewertungsmaßstab
G-BA	Gemeinsamer Bundesausschuss
G-DRG	German Diagnosis Related Groups
ICD	International Classification of Diseases
InEK	Institut für das Entgeltsystem im Krankenhaus
IQTiG	Institut für Qualitätssicherung und Transparenz im Gesundheitswesen
IQWiG	Institut für Qualität und Wirtschaftlichkeit im Gesundheitswesen
KBV	Kassenärztliche Bundesvereinigung
KV	Kassenärztliche Vereinigung
KZBV	Kassenzahnärztliche Bundesvereinigung
LBFW	Landesbasisfallwert
MDC	Major Diagnostic Category
non-OR	nicht-operative Behandlungen
OECD	Organisation for Economic Co-operation and Development
OPS	Operationen- und Prozedurenschlüssel
QUAG	Gesellschaft für Qualität in der außerklinischen Geburtshilfe e.V.
RG	Relativgewicht
WHO	World Health Organization

Literatur- und Quellenverzeichnis

Albrecht M., Loos S., Sander M., Schliwen A., Wolfschütz A. [Albrecht M. et al.: Versorgungs- und Vergütungssituation in der außerklinischen Hebammenhilfe, 2012]: Versorgungs- und Vergütungssituation in der außerklinischen Hebammenhilfe – Ergebnisbericht für das Bundesministerium für Gesundheit (2012). http://www.bundesgesundheitsministerium.de/fileadmin/dateien/Downloads/H/120504_IGES-Gutachten_Versorgungs-_und_Verguetungssituation_in_der_ausserklinischen_Hebammenhilfe.pdf (zugegriffen am 02. Oktober 2017).

Antony K., Brunner-Ziegler S., Eisenmann A., Fröschl B., Pertl D. [Antony K. et al.: Der primäre Kaiserschnitt, 2017]: Der primäre Kaiserschnitt – Operationstechniken und Vergütung. Health Technology Assessment, Band 135, 2017.

Arbeitsgemeinschaft der Wissenschaftlichen Medizinischen Fachgesellschaften e.V. [AWMF: Die Sectio caesarea, 2015]: Leitlinien. Angemeldetes Leitlinienvorhaben. Die Sectio caesarea (2015). http://www.awmf.org/leitlinien/detail/anmeldung/1/II/015-084.html (zugegriffen am 04. November 2017).

Augurzky B., Krolop S., Pilny A., Schmidt C. M., Wuckel S. [Augurzky B. et al.: Krankenhaus Rating Report, 2017]: Krankenhaus Rating Report 2017. Strukturfonds – beginnt jetzt die große Konsolidierung (Heidelberg 2017).

Beckmann M. W., Bader W., Bechtold I., Becker S., Bornhaupt J., Dimpfl T., Friese K., Frobenius W., Gembruch U., Grüßner S., Heer I. M., Kayser D., Kreienberg R., Petri E., Rimbach S., Scharl A., Schmidt S., Schwenzer T., Solomayer E., Steiner E., Vetter K., Wallwiener D., Lux M. P. [Beckmann M. W. et al.: Finanzierung und finanzielle Probleme von Leistungen und Strukturen im Fachgebiet Gynäkologie und Geburtshilfe, 2011]: Finanzierung und finanzielle Probleme von Leistungen und Strukturen im Fachgebiet Gynäkologie und Geburtshilfe im Jahr 2011 – allgemeine Aspekte und geburtshilfliche Versorgung. Geburtshilfe und Frauenheilkunde, Band 71, Nr. 5, 2011.

Bellanger M. M., Quentin W., Tan S. S. [Bellanger M. M., Quentin W., Tan S. S.: Childbirth and DRG in 11 European countries, 2013]: Childbirth and Diagnosis Related Groups (DRGs): patient classification and hospital reimbursement in 11 European countries. European Journal of Obstetrics & Gynecology and Reproductive Biology, Band 168, Nr. 1, 2013.

Bergert F. W., Braun M., Conrad D., Ehrenthal K., Feßler J., Gross J., Gundermann K., Hesse H., Hüttner U., Kluthe B., Langheinrich W., Liesenfeld A., Luther E., Pchalek R., Seffrin J., Sterzing A., Wolfring H.-J., Zimmermann U. [Bergert F. W. et al.: Hausärztliche Leitlinie, 2006]: Hausärztliche Leitlinie. Asthma bronchiale und COPD. Therapie des Asthma bronchiale und der COPD (2006). http://www.pmvforschungsgruppe.de/pdf/03_publikationen/asthma_ll.pdf (zugegriffen am 5. November 2017).

Botson H., Schneider U., Linder R. [Botson H., Schneider U., Linder R.: Ökonomische Fehlanreize in der Geburtshilfe nach Anpassung des DRG-Systems, 2016]: Ökonomische Fehlanreize in der Geburtshilfe nach Anpassung des DRG-Systems (2016). https://www.tk.de/centaurus/servlet/contentblob/816892/Datei/3168/WINEG-Praesentationsfolien%20zur%20Studie%20Kaiserschnitt.pdf (zugegriffen am 12. Oktober 2017).

Botson H., Schneider U., Linder R. [Botson H., Schneider U., Linder R.: Ökonomische Fehlanreize in der Geburtshilfe nach Anpassung des DRG-Systems, 2016]: Ökonomische Fehlanreize in der Geburtshilfe nach Anpassung des DRG-Systems (2016). http://www.egms.de/static/en/meetings/dkvf2016/16dkvf059.shtml (zugegriffen am 17. Oktober 2017).

Cagatay Seckiner P., Tezcan S. [Cagatay Seckiner P., Tezcan S.: Turkey's Rising Trend in Caesarean Sections, 2010]: Turkey's Rising Trend in Caesarean Sections (2010). http://epc2010.princeton.edu/papers/100551 (zugegriffen am 29. Oktober 2017).

Cardwell C. R., Stene L. C., Joner G., Clinek O., Svensson J., Goldacre M. J., Parslow R. C., Pozzilli P., Brigis G., Stoyanov D., Urbonaitê B., Sipetic S., Schober E., Ionescu-Tirgoviste C., Devoti G. [Cardwell C. R.: Cesarean section is associated with an increased risk of childhood-onset type 1 diabetes mellitus, 2008]: Cesarean section is associated with an increased risk of childhood-onset type 1 diabetes mellitus: A meta-analysis of observational studies. Diabetologica, Band 51, Nr. 5, 2008.

Clade H. [Clade H.: Krankenhäuser: Verschärfter Wettbewerb, 2005]: Krankenhäuser: Verschärfter Wettbewerb, integrierte Dienstleistung. Deutsches Ärzteblatt, Band 102, Nr. 47, 2005.

Cleary-Goldman J., Malone F., Vidaver J., Ball R., Nyberg D. A., Comstock C. H., Saade G. R., Eddleman K. A., Klugman S., Dugoff L., Timor-Tritsch I. E., Craigo S. D., Carr S. R., Wolfe H. M., Bianchi D. W., D'Alton M. [Cleary-Goldman et al.: Impact of Maternal Age on Obstetric Outcome, 2005]: Impact of Maternal Age on Obstetric Outcome. Obstetrics & Gynecology, Band 105, Nr. 5, S. 983.

Damm R., Schulte in den Bäumen T. [Damm R., Schulte in den Bäumen T.: Indikation und informed consent, 2005]: Indikation und informed consent. Indikatoren eines Gestaltwandels von Medizin und Medizinrecht. Kritische Vierteljahresschrift für Gesetzgebung und Rechtswissenschaft, Band 88, Nr. 2, 2005.

de Jonge A., van der Goes B. Y., Ravell A. C., Amelink-Verburg M. P., Moi B. W., Nijhuis J. G., Bennebroek Gravenhorst J., Bultendijk S. E. [de Jonge A. et al.: Perinatal mortality and morbidity, 2009]: Perinatal mortality and morbidity in a nationwide cohort of 529,688 low-risk planned home and hospital births. An International Journal of Obstetrics and Gynaecology Gynecologic Oncology, Band 116, Nr. 9, 2009.

Deutsche Gesellschaft für Gynäkologie und Geburtshilfe e.V. [DGGG: Absolute und relative Indikationen zur Sectio caesarea, 2010]: Leitlinien, Empfehlungen, Stellungnahmen (2010). https://www.dggg.de/fileadmin/documents/leitlinien/archiviert/federfuehrend/015054_Absolute_und_relative_Indikationen_zur_Sectio_caesarea/015054_2010.pdf (abgerufen am 04. Oktober 2017).

Deutscher Bundestag [Deutscher Bundestag: Entwicklung der Kaiserschnittrate in Deutschland, 2017]: Entwicklung der Kaiserschnittrate in Deutschland (Berlin 2017).

Deutscher Bundestag [Deutscher Bundestag: Entwicklung der Kaiserschnittrate, 2014] Entwicklung der Kaiserschnittrate (Berlin 2014).

Deutsches Institut für Medizinische Dokumentation und Information [DIMDI: ICD-10-GM, 2017, www.dimdi.de]: Internationale statistische Klassifikation der Krankheiten und verwandter Gesundheitsprobleme, 10. Revision, German Modification, Version 2017 (2017). https://www.dimdi.de/static/de/klassi/icd-10-gm/kodesuche/onlinefassungen/htmlgm2017/index.htm (zugegriffen am 3. Oktober 2017).

Drösler S. E. [Drösler S. E.: Regionale Unterschiede in der Operationshäufigkeit, 2015]: Regionale Unterschiede in der Operationshäufigkeit – Bewertung der Daten und Handlungsbedarf (Berlin 2015). http://www.bundesaerztekammer.de/fileadmin/user_upload/downloads/pdf-Ordner/Versorgungsforschung/2015-05-29_GutachtenRegVariationen.pdf (zugegriffen am 15. November 2017).

Erasmus MC [Erasmus MC: Care given during pregnancy and childbirth can and should be improved, 2010]: Care given during pregnancy and childbirth can and should be improved (2010). https://www.erasmusmc.nl/perskamer/archief/2010/2620025/?lang=en (zugegriffen am 19. November 2017).

Feige A. [Feige A.: Budget und Organisationsaspekte, 2008]: Budget und Organisationsaspekte einer geburtshilflichen Abteilung. Der Gynäkologe, Band 41, Nr. 1, 2008.

Feige A., Husslein P. [Feige A., Husslein P.: Steigende Sectiorate: ein Pro und Contra, 2011]: Steigende Sectiorate: ein Pro und Contra. Ärzte Woche, Band 29, Nr. 11, 2011.

Fitzpatrick K. E., Kurinczuk J. J., Alfirevic Z., Spark P., Brocklehurst P., Knight M. [Fitzpatrick K. E. et al.: Uterine Rupture by Intended Mode of Delivery, 2012]: Uterine Rupture by Intended Mode of Delivery in the UK: A National Case-Control Study. Plos Medicine, Band 9, Nr. 3, 2012.

Gesellschaft für Qualität in der außerklinischen Geburtshilfe e.V. [QUAG: Qualitätsbericht – Außerklinische Geburtshilfe, 2014]: Qualitätsbericht 2013. Außerklinische Geburtshilfe in Deutschland (Auerbach 2014).

GKV-Spitzenverband [GKV-Spitzenverband: Ausgaben für einzelne Leistungsbereiche, 2017]: Ausgaben für einzelne Leistungsbereiche der GKV in Euro 2016 (2017). https://gkv-spitzenverband.de/media/grafiken/gkv_kennzahlen/kennzahlen_gkv_2017_q1/300dpi_6/GKV-Kennzahlen_Leistungsbereiche_Euro_2016a.jpg (zugegriffen am 16. November 2017).

GKV-Spitzenverband [GKV-Spitzenverband: Bundesbasisfallwert, 2017, www.gkv-spitzenverband.de]: Bundesbasisfallwert (BBFW) (2017). https://gkv-spitzenverband.de/krankenversicherung/krankenhaeuser/budgetverhandlungen/bundesbasisfallwert/bundesbasisfallwert.jsp (zugegriffen am 16. November 2017).

Hainer F., Kowalcek I. [Hainer F., Kowalcek I.: Wünsche von Schwangeren an den Geburtsmodus, 2011]: Wünsche von Schwangeren an den Geburtsmodus. Zeitschrift für Geburtshilfe und Neonatalogie, Band 215, Nr. 1, 2011.

Heer I. M., Kahlert S., Rummel S., Kuemper C., Jonat W., Strauss A. [Heer I. M. et al.: Hospital treatment – Is it affordable? 2009] Hospital treatment – Is it affordable? A structured cost analysis of vaginal deliveries and planned caesarean sections. European Journal of Medical Research, Band 14, Nr. 11, 2009.

Hildebrandt T., Kraml F., Wagner S., Hack C. C., Thiel F. C., Kehl S. Winkler M., Frobenius W., Faschingbauer F., Beckmann M. W., Lux M. P. [Hildebrandt T. et al.: Einflüsse des Leistungsspektrums auf die Erlössituation und Finanzierbarkeit, 2013]: Einflüsse des Leistungsspektrums auf die Erlössituation und Finanzierbarkeit von Perinatalzentren Level I – theoretische Modelle zur wirtschaftlichen Leistungsprogrammplanung von Perinatalzentren. Geburtshilfe und Frauenheilkunde, Band 73, Nr. 8, 2013.

Hollick, J., Kerres A. [Hollick, J., Kerres A.: Pflege im DRG-System, 2005]: Pflege im DRG-System: DRGs – Pflege – Pflegediagnosen (Balingen 2005).

Holmgren G., Sjöholm L., Stark M. [Holmgren G., Sjöholm L., Stark M.: The Misgav Ladach method, 1999]: Misgav Ladach method for cesarean section: method description. Acta Obstetricia et Gynecologica Scandinavica, Band 78, Nr. 7, 1999.

Hornemann A., Bohlmann M. K., Altgassen C., Wille C., Thill M., Diedrich K., Finas D. [Hornemann A. et al.: Sectiones subventionieren Spontangeburten, 2008] Primäre Sectiones subventionieren Spontangeburten. Spielen finanzielle Interessen bei der steigenden Sectiorate eine Rolle? Geburtshilfe und Frauenheilkunde, Band 68, Nr. 11, 2008.

Huch A., Chaoui R., Huch R. [Huch A., Chaoui R., Huch R.: Sectio caesarea]: Sectio caesarea (Bremen 2001).

Institut für das Entgeltsystem im Krankenhaus [InEK: Fallpauschalen-Katalog, 2017]: Fallpauschalen-Katalog, G-DRG-Version 2017 (2016). http://www.g-drg.de/content/download/6507/49346/version/1/file/Fallpauschalen_Katalog_2017_161125.pdf (zugegriffen am 20. November 2017).

Jukic A. M., Baird D. D., Weinberg C. R., McConnaughey D. R., Wilcox A. J. [Jukic et al.: Length of human pregnancy, 2013]: Length of human pregnancy and contributors to its natural variation. Human Reproduction, Band 28, Nr. 10, 2013.

Knape N. [Knape N.: Sectio versus Spontangeburt: ökonomische Aspekte, 2010]: Sectio versus Spontangeburt: ökonomische Aspekte. Die Hebamme, Band 23, Nr. 3, 2010.

Kolip P., Nolting H.-D., Zich K. [Kolip P., Nolting H.-D., Zich K.: Kaiserschnittgeburten, 2012]: Kaiserschnittgeburten – Entwicklung und regionale Verteilung (Gütersloh 2012).

Lauer J. A., Betrán A. P., Medialdi M., Wojidyla D. [Lauer J. A. et al.: Determinants of caesarean section rates in developed countries, 2010]: Determinants of caesarean section rates in developed countries: supply, demand and opportunities for control (Genf 2010).

Lerchl A. [Lerchl A.: Caesarean sections, decreased weekend births, and midwife involvement, 2008]: Where are the Sunday babies? III Caesarean sections, decreased weekend births, and midwife involvement in Germany. Naturwissenschaften, Band 95, Nr. 2, 2008.

Lipkind H. S., Duzyj C., Rosenberg T. J., Funai E. F., Chavkin W., Chiasson M. A. [Lipkind H. S. et al.: Disparities in cesarean delivery rates, 2009]: Disparities in cesarean delivery rates and associated adverse neonatal outcomes in New York City hospitals. Obstetrics & Gynecology, Band 113, Nr. 6, 2009.

Lutz U., Kolip P. [Lutz U., Kolip P.: Die GEK-Kaiserschnittstudie, 2006]: Die GEK-Kaiserschnittstudie (Bremen 2006).

Markus N. [Die Zulässigkeit der Sectio auf Wunsch, 2006]: Die Zulässigkeit der Sectio auf Wunsch: eine medizinische, ethische und rechtliche Betrachtung (Frankfurt a. M. 2006).

Martius J., Novotny A. [Martius J., Novotny A.: Lehrbuch für Pflegeberufe, 2006]: Gynäkologie, Geburtshilfe und Neonatalogie: Lehrbuch für Pflegeberufe. 12. Auflage, W. Kohlhammer (Stuttgart 2006).

Mohangoo A. D., Buitendijk S. E., Hukkelhoven C. W., Ravelli A. C., Rijinks-van Driel G. C., Tamminga P., Nijhuis J. G. [Mohangoo A. D. et al.: Higher perinatal mortality in The Netherlands than in other European countries, 2008]: Higher perinatal mortality in The Netherlands than in other European countries: the Peristat-II study. Nederlands Tijdschrift voor Geneeskunde, Band 152, Nr. 50, 2008.

Müller, T. [Müller, T.: DRG-Basiswissen, 2009]: DRG-Basiswissen für Ärzte und Kodierer – Eine praktische Anleitung (Mannheim 2009).

Mylonas I., Friese K. [Indikationen, Vorzüge und Risiken einer elektiven Kaiserschnittoperation, 2015]: Indikationen, Vorzüge und Risiken einer elektiven Kaiserschnittoperation. Deutsches Ärzteblatt, Band 112, Nr. 29, 2015.

Organization for Economic Co-operation and Development [OECD: Health at a Glance 2017: OECD Indicators, 2017]: Health at a Glance 2017, OECD indicators. Health care activities, Caesarean sections (Paris 2017).

Organization for Economic Co-operation and Development [OECD: Health Statistics, 2017]: Health Statistics (2017). https://data.oecd.org/healthcare/caesarean-sections.htm (zugegriffen am 14. Oktober 2017).

Organization for Economic Co-operation and Development [OECD: Maternal and infant mortality, 2017]: Health Status: Maternal and infant mortality (2017). http://stats.oecd.org/index.aspx?queryid=30116 (zugegriffen am 09. Oktober 2017).

Penna L., Arulkumaran S. [Penna L., Arulkumaran S.: Caesarean section for non-medical reasons, 2003]: Caesarean section for non-medical reasons. International Journal of Gynecology and Obstetrics, Band 82, Nr. 3, 2003.

Pohl D. [Pohl D.: Der Markt schrumpft weiter, 2013]: Der Markt schrumpft weiter. Deutsches Ärzteblatt, Band 110, Nr. 1, 2013.

Rummel S. I. [Rummel S. I.: Abrechnung geburtshilflicher Leistungen, 2007]: Kosten und Erlöse bei der Abrechnung geburtshilflicher Leistungen nach dem System der Diagnosis-Related Groups (DRG) (München 2007).

Russo C. [Russo C.: Ökonomischer Druck auf Krankenhäuser, 2017]: Ökonomischer Druck auf deutsche Krankenhäuser bleibt (2017). https://www.rolandberger.com/de/press/Roland-Berger-Studie-Ökonomischer-Druck-auf-deutsche-Krankenhäuser-bleibt-hoch.html (zugegriffen am 22. Oktober 2017).

Schneider H. [Schneider H.: Natürliche Geburt oder „Wunsch-Sectio"? 2008] Natürliche Geburt oder „Wunsch-Sectio"? Der Gynäkologe, Band 41, Nr. 1, 2008.

Schwenzer T., Schwenzer C. [Schwenzer T., Schwenzer C.: Kosten und Erlöse für eine Geburt, 2010]: Kosten und Erlöse für eine Geburt in Deutschland. Eine Analyse auf Basis der Daten des Instituts für das Entgeltsystem im Krankenhaus (InEK). Zeitschrift für Geburtshilfe und Neonatalogie, Band 214, Nr. 5, 2010.

Statistik Austria [Statistik Austria: Verteilung des BMI bei Frauen in Österreich, 2015]: Verteilung des Body-Mass-Index (BMI; Untergewicht, Normalgewicht, Übergewicht, Adipositas) bei Frauen in Österreich 2014 (2014). https://de.statista.com/statistik/daten/studie/551053/umfrage/umfrage-in-oesterreich-zum-body-mass-index-bmi-bei-frauen/ (zugegriffen am 01. Dezember 2017).

Statistisches Bundesamt [Statistisches Bundesamt: Anzahl der Krankenhäuser, 2017]: Anzahl der Krankenhäuser in Deutschland in den Jahren 2000 bis 2016 (2017). https://de.statista.com/statistik/daten/studie/2617/umfrage/anzahl-der-krankenhaeuser-in-deutschland-seit-2000/ (zugegriffen am 29. Oktober 2017).

Statistisches Bundesamt [Statistisches Bundesamt: Anzahl der Krankenhäuser, 2017]: Anzahl der Krankenhäuser in Deutschland in den Jahren 2000 bis 2016 (2017). https://de.statista.com/statistik/daten/studie/2617/umfrage/anzahl-der-krankenhaeuser-in-deutschland-seit-2000/ (zugegriffen am 09. Oktober 2017).

Statistisches Bundesamt [Statistisches Bundesamt: Bevölkerung Deutschlands bis 2060, 2015, S. 22]: Bevölkerung Deutschlands bis 2060. 13. koordinierte Bevölkerungsvorausberechnung (Wiesbaden 2015).

Statistisches Bundesamt [Statistisches Bundesamt: Durchschnittliche Verweildauer, 2017]: Durchschnittliche Verweildauer in deutschen Krankenhäusern in den Jahren 1992 bis 2016 (in Tagen) (2017).
https://de.statista.com/statistik/daten/studie/2604/umfrage/durchschnittliche-verweildauer-im-krankenhaus-seit-1992/ (zugegriffen am 02. Oktober 2017).

Statistisches Bundesamt [Statistisches Bundesamt: Geburten in Deutschland, 2012]: Geburten in Deutschland 2012 (Wiesbaden 2012).

Statistisches Bundesamt [Statistisches Bundesamt: Gesundheitsausgaben, 2017]: Gesundheitsausgaben im Jahr 2015 um 4,5 % gestiegen (2017).
https://www.destatis.de/DE/PresseService/Presse/Pressemitteilungen/2017/02/PD17_061_23611.html (zugegriffen am 16. November 2017).

Statistisches Bundesamt [Statistisches Bundesamt: Kaiserschnitt, 2017]: Kaiserschnitt: Häufig ohne medizinische Notwendigkeit (2017).
https://www1.wdr.de/verbraucher/gesundheit/op-atlas/op-atlas-kaiserschnitt-100.html (zugegriffen am 05. November 2017).

Statistisches Bundesamt [Statistisches Bundesamt: Säuglingssterblichkeit, 2016]: Statistik der natürlichen Bevölkerungsbewegung. Säuglingssterblichkeit, Säuglingssterblichkeit je 1.000 Lebendgeborene und durchschnittliches Sterbealter (2016).
http://www.gbe-bund.de/oowa921-in-stall/servlet/oowa/aw92/dboowasys921.swdevkit_init?gbe.isgbetol/xs_start_neu/&p_aid=i&p_aid=78779792&nummer=525&p-sprache=D&p_indsp=-&p_aid=49167796 (zugegriffen am 09. Oktober 2017).

Sydsjö G., Sydsjö A., Brynhildsen J., Josefsson A. [Sydsjö G. et al.: Trends in caesarean section, 2010]: Trends in caesarean section and instrumental deliveries in relation to Body Mass Index: a clinical survey during 1978 - 2001. Reproductive Health, Band 7, Nr. 1, 2010.

Verband der Privaten Krankenversicherung e.V., Bundesministerium für Gesundheit [BMG, PKV: Anzahl der Mitglieder und Versicherten, 2017]: Anzahl der Mitglieder und Versicherten der gesetzlichen und privaten Krankenversicherung in den Jahren 2011 bis 2017 (2017).
https://de.statista.com/statistik/daten/studie/155823/umfrage/gkv-pkv-mitglieder-und-versichertenzahl-im-vergleich/ (zugegriffen am 30. November 2017).

Weibler U., Zieres G. [Weibler U., Zieres G.: Diagnosis Related Groups, 2005]: Diagnosis Related Groups – Diagnosebezogene Fallgruppen (Nierstein 2005).

Westdeutscher Rundfunk [WDR: Kaiserschnitte: Häufig ohne medizinische Notwendigkeit, 2017]: Kaiserschnitte: Häufig ohne medizinische Notwendigkeit (2017).
https://www1.wdr.de/verbraucher/gesundheit/op-atlas/op-atlas-kaiserschnitt-100.html (zugegriffen am 03. Oktober 2017).

World Bank [World Bank: Fertility rate, total (births per woman), 2017]: Fertility rate, total (births per woman) (2017). https://data.worldbank.org/indicator/SP.DYN.TFRT.IN/ (zugegriffen am 29. November 2017).

Yuan C., Gaskins A. J., Blaine A. I., Zhang C., Gillman M. W., Missmer S. A., Field A. E., Chavarro J. E. [Yuan C. et al.: Cesarean Birth and Risk of Obesity in Offspring, 2016]: Association Between Cesarean Birth and Risk of Obesity in Offspring in Childhood, Adolescence and Early Adulthood. JAMA Pediatrics, Band 170, Nr. 11, 2016.